BASTEI
LÜBBE
TASCHENBUCH

Über die Autorin:

Ingeborg van Beek lebt mit ihrem Mann und ihren zwei Kindern in Amsterdam. Mit nur siebenunddreißig Jahren wurde bei ihr ein Gehirntumor diagnostiziert. Ein Schock, den Ingeborg nur allmählich überwinden konnte.

Ingeborg van Beek

Die Zeit, die bleibt

Meine kleine Familie, ein bösartiger Tumor und wie ich weiterlebe

Aus dem Niederländischen von Simone Schroth

BASTEI LÜBBE TASCHENBUCH

BASTEI LÜBBE TASCHENBUCH
Band 60000

MIX
Papier aus verantwortungsvollen Quellen
FSC® C083411
FSC
www.fsc.org

Dieser Titel ist auch als E-Book erschienen

Vollständige Taschenbuchausgabe

Deutsche Erstausgabe

Titel der niederländischen Originalausgabe: »Levenshaast«
Originalverlag: Xander Uitgevers B.V.

Titelillustration: © Alena Ozerova/shutterstock
Umschlaggestaltung: Christin Wilhelm, www.grafic4u.de
Satz: hanseatenSatz-bremen, Bremen
Gesetzt aus der Adobe Garamond Pro
Druck und Verarbeitung: CPI books GmbH, Leck - Germany
Printed in Germany
ISBN 978-3-404-60000-7

2 4 5 3 1

Sie finden uns im Internet unter
www.luebbe.de
Bitte beachten Sie auch: www.lesejury.de

Für alle, die den Kampf kennen,
den das Leben mit einem Hirntumor bedeutet,
und für die Wissenschaftler, die sich dafür einsetzen,
dass der Durchbruch in der Behandlung dieser Patienten gelingt.

Der Schweiß in meinen Augen vermischt sich mit meinen
Tränen
Ein Lächeln und Zweifel verschmelzen auf meinem Gesicht
Ich höre eine Stimme ganz tief in mir
Was geschieht, geschieht; gib nicht auf
Unsichtbar stoßende Hände schüren das Feuer.

Liedtext von Maarten Peters

1.

Im Traum höre ich sie aus der Ferne rufen, und dann zwingt mich ein rauer Urinstinkt, über die Wirklichkeit nachzudenken. Mit leichtem Widerwillen strecke ich mich aus. Ich bekomme die Augen nicht auf. Es geht einfach nicht. Ich versuche es noch einmal.

Gegenüber dem Muttersein empfinde ich eine Hassliebe. Manchmal bezweifle ich, ob ich für dieses unablässige Säugen und Sorgen geeignet bin. Ob ich Tygo, meinem zweijährigen Sohn, und meiner kleinen Tochter Eline, die zwölf Wochen alt ist, gerecht werde.

Gerade habe ich noch friedlich geschlafen, jetzt brüllt Eline, als hätte sie eine Woche lang nichts zu essen bekommen, und meine Brüste verspritzen plötzlich Milch, ohne dass das vorher mit mir abgesprochen worden wäre. Ich spüre die nassen, warmen Flecken in meinem Schlafshirt.

Mein linkes Auge bleibt weiterhin geschlossen, aber durch die Wimpern von meinem rechten erkenne ich die roten Ziffern auf dem Radiowecker. 4.35 Uhr. Seufzend reibe ich mir die Augen. Ich nehme Eline aus dem Bettchen und lege sie neben mich, die Milch spritzt ihr inzwischen ins Gesicht. Nichts da rosiges, dankbares Baby, das mit einem glückseligen Lächeln friedlich an der Mutterbrust liegt. Eline hat Hunger, also saugt sie mit ihrem gierigen kleinen Mund kräftig drauflos.

Ich gähne. Durch das ganze nächtliche Füttern hat sich in den vergangenen Wochen ein gigantisches Schlafdefizit aufgebaut. Davon abgesehen bin ich seit dem Mutterwerden sowieso nicht wirklich aufgeblüht: Ich habe tiefe Ringe unter den Augen, Krähenfüße, die es vor zwei Jahren noch nicht gab, und mein Bauch ist alles andere als straff, seit ich zwei propere Babys zur Welt gebracht habe.

Ich muss über meine Gedanken lächeln. Wie wichtig ist schon mein verwelkendes Äußeres im Vergleich zu dem echten kleinen Menschen da neben mir, mit seinen molligen Ärmchen und Beinchen, seinem klopfenden Herzchen, den kleinen Zehen und Fingern und seinem zufriedenen, herrlich duftenden Babygesicht?

Ich schnuppere vorsichtig an Elines Köpfchen und mache mir bewusst, dass ich gesegnet bin.

»Schlafen kannst du, wenn du tot bist«, würde mein Vater sagen.

Mir fallen die Augen zu. Ich höre ein Sausen. Weiße Blitze kommen auf mich zu, zum Teil sind sie auch blau. Rasch öffne ich die Augen. Ruhig ein- und ausatmen, Ingeborg, es ist gar nichts passiert.

Auf der Höhe meines Herzens höre ich ein zufriedenes Schmatzen. Kurz berühre ich Elines Babyköpfchen, das kleine Bündel schmiegt sich entspannt an mich.

»Hey, mein lieber Schatz«, flüstere ich, während ich sie noch näher an mich ziehe.

Das hilft, und das seltsame Gefühl nimmt langsam ab. Auch wenn es mir so vorkommt, als wären kleine schwirrende Teilchen auf meiner Augenlinse. Und dann dieses Geräusch. Ist es das, was man den »Lärm der Stille« nennt?

Ich darf mich nicht so anstellen, ich bin ganz einfach unglaublich müde.

Jetzt lege ich mich bequem auf die Seite, mit Eline an der Brust. Ganz kurz die Augen zumachen, das geht schon. Sobald ich die Augen schließe, spüre ich, wie sich eine schwere Benommenheit in meinem Körper ausbreitet. Alles ist ruhig. Alles ist normal. Ich darf mich ohne Gewissensbisse kurz ausruhen.

Als ich die Augen wieder öffne – meinem Gefühl nach ist höchstens eine Minute vergangen –, ist alles anders. Die Vorhänge sind auf, und ein grelles Licht strömt durchs Fenster ins Zimmer. Ich höre Stimmen. Vor mir stehen zwei Sanitäter, mein Freund Peter hat mich am Arm gepackt.

»Was ist denn los?«, frage ich.

Niemand gibt mir Antwort.

»Sie gehören gar nicht hier rein«, sage ich einfach, und dabei versuche ich mich aufrecht hinzusetzen. Ich habe Kopfschmerzen, und im Arm spüre ich Stiche. Da drinnen befindet sich eine Infusion mit Bandagen und Pflastern.

»Sie sollen gehen!«

Peter schüttelt den Kopf und sieht plötzlich traurig aus, ihm laufen die Tränen über die Wangen. Erst dann sehe ich das mühsam lächelnde Gesicht des munteren Rettungsassistenten neben mir. »Meine Liebe, Sie hatten einen kleinen epileptischen Anfall, und jetzt fahren wir Sie für ein paar kleine Untersuchungen in die Notaufnahme.«

Ich fühle mich verunsichert und nervös, Peter hilft mir in eine Jogginghose. Ich ziehe einen seiner Pullover an. Mit Gelassenheit und unter den fröhlichen Jubelrufen meines zweijährigen Sohnes (»Mama Krankenwagen, Mama Krankenwagen«) werde ich in den Rettungswagen gehievt und ins Krankenhaus gebracht.

Dort nimmt man mir Blut ab, macht ein EEG und ein Kernspintomogramm, einen MRT-Scan. Während ich fixiert in dem polternden Apparat liege, entfalten sich allerlei Szenarien vor meinem inneren Auge, aber das Gefühl, dass ich eine kerngesunde Mutter zweier kleiner Kinder bin, voller wilder Pläne für den Rest ihres Lebens, beruhigt die hartnäckige, nagende Unruhe weiter hinten in meinem Kopf.

Ganz kurz denke ich an dieses eigenartige Rucken in meinem Kopf, von dem ich jede Nacht ein paarmal aufwache. Und manchmal sacke ich tagsüber plötzlich weg. Ich kann nur schwer beschreiben, wie es sich anfühlt, es sind fast real wirkende Albträume.

Wahrscheinlich bin ich ganz einfach entsetzlich müde, beruhige ich mich selbst, als man mir aus dem Kernspintomographen hilft. Ein Donnergrollen ist kein Gewitter. Ein solcher Anfall bedeutet nicht, dass plötzlich etwas nicht in Ordnung ist.

Zu Hause beschließen wir zu feiern, dass die blöden Untersuchungen hinter uns liegen. Ich gieße uns ein Glas kalten Wein ein. Stillen kann ich sowieso nicht mehr, weil man mir im Krankenhaus Kontrastmittel verabreicht hat. Der Schreck des großen epileptischen Anfalls, wegen dem ich heute Morgen mit Schaum vor dem Mund und krampfartigen Bewegungen im Bett lag, weicht vorsichtiger Erleichterung.

»Auf die Gemütlichkeit!« Ich erhebe mein Glas und lache Peter zu.

»Jaja, bei dir muss immer alles gemütlich sein, Brabo!« Peter trinkt einen Schluck. »Ich kann dir gar nicht sagen, wie sehr ich mich darauf freue, wenn die Nächte vorbei sind, in denen man dauernd aufstehen muss, und unsere beiden Kinder endlich durchschlafen.«

»Wunderbar, Peter. Dann darfst du dich auch gleich auf ein gutes EEG und ein gutes Kernspintomogramm freuen. Was für eine Scheißuntersuchung!«

Peter macht als Reaktion auf meine beunruhigte Bemerkung eine wegwerfende Handbewegung.

»Ach was, du hast schon nichts. Mach dir keine Sorgen, Schatz.«

Ich sage nichts mehr. Wir werden es ja erfahren, übermorgen im Krankenhaus.

2.

Zwei Tage später. Peter und ich melden uns nervös am Empfang des Krankenhauses an, um die Ergebnisse meines EEGs und des Kernspintomogramms zu erfahren. Draußen scheint die Sonne, sodass das Wartezimmer der neurologischen Abteilung so aussieht, wie ich mir das Himmelstor vorstelle. Durch das Glasdach strömt ein sanftes Licht nach drinnen. Allen hier Wartenden wird dadurch etwas Feierliches verliehen, und die herumlaufenden Ärzte und Pflegekräfte gleichen Engeln in weißen Gewändern, umstrahlt von einem Kranz himmlischen Lichts.

Deswegen nehme ich relativ ruhigen Herzens auf einem Stuhl neben dem Kaffeeautomaten Platz, mein getreuer Sankt Peter (Petrus, das war doch der Wächter an der Himmelspforte?) setzt sich neben mich und nimmt meine Hand.

Wir sind pünktlich und haben Eline und Tygo in der Krippe abgegeben, damit es kein unnötiges Geschrei im Wartezimmer gibt. Ich nutze die Zeit und lasse mich im Stuhl zurücksinken. Ich schaue mich um. »Neurologie?«, denke ich und suche in meinem Gedächtnis nach der Information, was man auf dieser Abteilung so macht, außer sich MRT-Scans wie meinen anzuschauen.

Weil eine meiner Freundinnen mit einem Neurologen zusammen ist, weiß ich, dass eine Abteilung wie diese hier unter anderem von Ärzten geführt wird, die sich nach ihrem medizinischen Examen weitere sechs Jahre in das Gehirn und das Nervensystem vertieft haben. Und dass sie Patienten mit Leiden wie Epilepsie, MS, Parkinson, Demenz und Muskelkrankheiten in ihren Wartezimmern empfangen.

Mein Blick fällt auf das Poster einer MS-Kampagne. Unmöglich, denke ich. Ich habe nie irgendwelche Beschwerden. Ich habe auch nie irgendetwas Schlimmes. Selbst damals nicht, als ich mir als Jugendliche sehnlichst ein ernsthaftes Leiden wünschte. Ich verließ die Praxis meines Hausarztes immer mit der Empfehlung, das Ganze etwas ruhiger angehen zu lassen und schlimmstenfalls vor dem Schlafengehen eine Tablette Paracetamol zu nehmen. Dann würde sich alles wieder regeln. Der Nächste, bitte!

Kurz darauf sitzen wir im Sprechzimmer. Die Neurologin, Larissa Koper, ruft fröhlich, dass sie die Ursache meines epileptischen Anfalls gefunden haben. Ich krähe ein albernes »Hurra«, während mir mein immer galanter Peter den Stuhl zurückschiebt, damit ich mich setzen kann.

Dr. Larissa ist ganz schön in Fahrt; heute hat sie ihren großen Tag, und daraus macht sie auch keinen Hehl. Noch bevor ich mit dem Hintern den Stuhl berühre, sagt sie, dass ich einen tennisballgroßen Tumor im Kopf habe. Sie deutet auf den Bildschirm ihres Computers. Ein großer weißer Fleck überlagert die graue Hirnmasse.

BUMM!

Ich schlucke kurz, aber dann frage ich doch. Ist das erblich? Ist es ansteckend? Hätte ich es verhindern können? Ich zittere und bekomme eine Gänsehaut.

»Aber wie ist das denn möglich, wir haben doch gerade erst unser zweites Kind bekommen!«, piepse ich und verkrieche mich dabei in Peters Achselhöhle. Der hat bedeutend weniger Schwierigkeiten damit, seine Gefühle zu zeigen, und weint.

»So ein verdammter, blöder Scheißdreck«, murmelt er, während er mir beinahe die Hand zerdrückt, »damit werden wir verdammt noch mal fertig.«

Ich schaue die Ärztin an.
»Frau Koper, muss ich sterben?«
»Nun ja, Frau van Beek, sterben müssen wir natürlich alle einmal. Sie werden wahrscheinlich einige Zeit früher sterben müssen als andere.«
Kurz verspüre ich ein Entsetzen, und ich will Frau Koper als blödes Miststück beschimpfen, weil sie mir das Ganze doch sehr wenig taktvoll serviert, aber dann fasse ich mich wieder.
»Und … Was werden Sie dagegen unternehmen, gegen diesen Tennisball?«
Die Ärztin schaut uns treudoof an. »Nun ja, ich werde Sie an das Medizinische Zentrum der Freien Universität weiterverweisen, ans VUmc, dort wird man dann sehen, was man für Sie tun kann.«
Ich lasse diese Neuigkeiten auf mich einwirken. Also ein anderes Krankenhaus.
Larissa Koper, das Miststück, reibt sich unbehaglich die Hände.
»Entschuldigung, möchten Sie vielleicht noch kurz mit einer Krankenschwester sprechen, die auch einiges über dieses Thema weiß?«
Na wunderbar, denke ich. Jetzt werden wir zur Krönung auch noch abserviert – es ist ganz offensichtlich, dass wir nicht wichtig sind, wir mit unserem Tennisball. Ich frage sie, ob sie mir aufschreiben kann, was ich da im Kopf habe. Also los. Sie nimmt sich einen Zettel und kritzelt »Astrozytom, möglicherweise anaplastisch« darauf. »Aber«, erklärt sie, während sie mir den Zettel in die Hand drückt, »diesen Begriff sollten Sie auf gar keinen Fall googeln, denn das hätte bestimmt keine positiven Auswirkungen auf Ihren Gemütszustand und Ihre Stimmung!«
Wenn ich bisher noch Zweifel verspürte, weiß ich jetzt mit

Sicherheit, dass ich gerade mein Todesurteil zu hören bekommen habe. Ich fange an zu weinen. Sie hätte auch sagen können, dass ich nicht an einen blauen Elefanten denken darf.

Wir rasen nach Hause und kriechen einander auf dem Sofa in die Arme, völlig am Ende. Dann nehme ich mein Handy, um meine Mitmenschen über diese neue Wendung in unserem Leben zu informieren. Ich schicke eine SMS an meine Freundinnen:

> *MRT-Ergebnis gar nicht gut. Man hat in meinem Kopf etwas gefunden, was da nicht hingehört: einen Hirntumor. Wie es jetzt weitergeht, wissen wir noch nicht, bald Termin im VUmc. Ihr könnt gerne auf einen Kaffee, Tee oder Wein vorbeikommen. Alles Liebe von uns vieren. Küsschen – P, I, T und E*

Manche rufe ich persönlich an. Meine Mutter befindet sich gerade auf einem Psychologenkongress und fängt abwechselnd zu schreien und zu weinen an, als sie die Neuigkeit erfährt. Dann ruft sie, dass sie sofort zu mir kommt. Fransje, meine liebste und beste Freundin, die in Spanien lebt, will wissen, ob sie gleich ins nächste Flugzeug steigen soll. Mein Vater sitzt im Garten in der Sonne und reagiert ruhig, so wie ich das von ihm kenne. Diese Art Neuigkeiten brauchen eine Weile, um einem bewusst zu werden, denke ich.

Während Peter seine Anrufe erledigt und seine Eltern, seine Schwester und seine besten Freunde kontaktiert, verkrieche ich mich hinter dem Computer und google alles, was sich über Hirntumore finden lässt. Atemlos lese ich Informationen zum Unterschied zwischen einem Hirntumor zweiten Grades (einem langsam wachsenden Meuchelmörder) und einem Hirntumor vierten Grades (an dem man mit großer Wahrscheinlichkeit innerhalb eines Jahres verstirbt).

Ich schaue zu meinem kleinen Zweijährigen herunter, der

ruhig auf dem Boden mit Duplos spielt, und zu seiner drei Monate alten Schwester, die ungerührt ihr Plüschkaninchen gegen eine Wand der Kiste haut. Mir werden die Augen feucht.

Ich wische mir die Tränen ab, bevor sie mir übers Gesicht laufen können.

Mein Handy gibt inzwischen pausenlos Geräusche von sich: Das Teil piepst, vibriert und spielt immer wieder den *Grande Valse Brillante*. »Wusstest du, dass dieser Standardklingelton von Nokia auf einem Teil aus dem *Gran Vals* basiert, einem Stück des spanischen Komponisten Francisco Tárrega?«, sage ich zu meiner Mutter, die inzwischen angekommen ist. Sie liegt auf unserem Sofa und weint mit vollem Körpereinsatz, mit ausgiebigem Luftholen und jeder Menge Rotz. Die Schachtel Kleenex, die wir immer auf dem Fensterbrett stehen haben, damit wir Apfelsirup, Schokoladencreme und Tränen von den Gesichtchen unserer Sprösslinge entfernen können, ist längst leer, und sie benutzt ihre Blusenärmel.

Obwohl meine Mutter diese kleinen Weisheiten unter gewöhnlichen Umständen durchaus schätzt, beantwortet sie meine Bemerkung diesmal mit einem noch lauteren Weinanfall. Sie wimmert und ringt die Hände. »Das kann doch einfach nicht wahr sein … Schrecklich, einfach schrecklich.«

Ich gieße ihr noch einmal Weißwein nach und versuche sie zu trösten, indem ich ihre Hände festhalte.

»Liebe Mama, alles wird gut, wirklich!«

»*Ich* hätte diesen Tumor bekommen sollen, nicht du!«

Jetzt fange ich auch an zu weinen. Ich denke an die wenigen Bestattungen, an denen ich teilgenommen habe, an zu früh verstorbene Menschen, deren Vater oder Mutter, mit Medikamenten vollgepumpt bis zum Anschlag, die Leichenrede hielten. Bei der Vorstellung, selbst einmal eines meiner Kinder zu Grabe tragen zu müssen, zieht sich mir das Mutterherz zusammen. Dann bin ich doch tausendmal lieber selbst an der Reihe. Seltsamerweise stimmt mich dieser Gedanke ein wenig fröhlicher. Ich denke an Dries, einen guten Freund, der mir folgende Mail schickte, nachdem er von dem Tumor erfahren hatte:

Liebe Ingeborg, du bist einer der Menschen mit der positivsten Einstellung, die ich kenne, und ich hoffe, du heißt diesen Besucher in deinem Kopf willkommen und knuddelst ihn mit deiner positiven Energie zu Tode. Ich habe schon oft gehört, dass so etwas nur Menschen zustößt, die auch damit umgehen können – du kannst das, ihr könnt es, wir können es, das Universum kann es!

Ich spüre, wie seine Worte erneut meinen Körper durchströmen. Und ich will es – ich will es schaffen. Also erzähle ich das meiner weinenden Mutter. Dass ich mich der positiven Energie des Universums öffnen und diesem Dreckstumor zeigen will, wie man leben muss!

Dann halten wir uns aneinander fest. So, wie nur Mütter und Töchter das können. Ich vergrabe die Nase in ihrem Mamahals, sie streichelt mir mit den Händen über den bloßen Rücken. Ganz kurz fühle ich mich wieder wie das vierjährige Mädchen von früher, das auf der Straße hingefallen ist und von seiner Mutter aufgehoben wird. Auch jetzt lasse ich mich aufsammeln, obwohl ich weiß, dass ich in der nächsten Zeit mehr als jemals zuvor auf eigenen Beinen stehen und meine eigenen Entscheidungen werde treffen müssen.

Es ist schon dunkel, als meine Mutter das Haus verlässt. Ihr Freund holt sie ab. Die Tränen sind versiegt. Im Türrahmen machen wir Witze über gut aussehende Ärzte, abenteuerliche Punkte auf meiner »Liste der letzten Wünsche« und andere

Dinge, die mit unheilbaren Krankheiten zu tun haben. Die Kinder schlafen, Peter sitzt auf dem Sofa, und erst, als ich die Küche aufräume, fällt mein Blick auf den Zettel, den meine Mutter mir dagelassen hat.

Besiege den Geiz mit Freigebigkeit,
Besiege den Lügner mit der Wahrheit.
Besiege Wut mit Liebe,
Besiege das Böse mit dem Guten.

Buddha

Wieder weiß ich nicht, ob ich lachen oder weinen soll. Meine fantastische, durch und durch spirituelle Hippie-Mama, die mich mit makrobiologischer und zuckerfreier Ernährung großgezogen hat, mich ab dem siebten Lebensjahr meditieren ließ, mit der ich Yogaübungen machte, meine inneren Blockaden mit *Rebirthing* und Atemcoaching aufbrach, und die mich anspornte, dem ganzen Scheiß aus der Vergangenheit mit Emotionalkörpertherapie zu Leibe zu rücken, diese Mutter muss nun hilflos zusehen, wie ihre Tochter mit siebenunddreißig Jahren *total ins Klo* statt nach den Sternen greift. ZACK: Krebs!

Ich spüre, wie sich in mir eine furchtbare Angst ausbreitet vor dem, was jetzt kommt. Aber während ich noch schnell durch die vielen neuen Nachrichten auf meinem Handy scrolle, entdecke ich eine ganze Menge toller Menschen, die mich lieben. Das hilft.

3.

Am wichtigsten ist es zu wissen, was wichtig ist. Dieser Satz schallt mir wie ein Mantra durch den hämmernden Schädel. Neben mir liegt Peter, er hat das Licht im Schlafzimmer angemacht und schaut besorgt drein.

»Wieder ein epileptischer Anfall, Schatz.«

Ich fühle mich vor allem sehr benommen.

»Du hast fünf Minuten lang zuckend und mit Schaum vor dem Mund dagelegen, kannst du dich denn gar nicht mehr daran erinnern?«

»Gar nicht«, gebe ich heiser zurück. Ich bin müde und habe Kopfschmerzen. Wir beschließen, morgen früh Kontakt mit dem Krankenhaus aufzunehmen; jetzt schlucke ich eine Schmerztablette, und wir gehen wieder schlafen.

Als ich Stunden später aufwache, versucht mir das Sonnenlicht in die Augen zu kriechen. Das Bett neben mir ist leer, die roten Zahlen des Weckers zeigen 8.15 Uhr an – ein Ausschlafrekord, wenn man bedenkt, dass ich in den vergangenen Monaten ab fünf Uhr morgens auf den Beinen war. Ich liege da und höre den Vögeln draußen zu, höre aber vor allem meinen Sohn unten lachen, gefolgt von einem enthusiastischen Heulen meiner Tochter.

Plötzlich wird mir klar, dass das das Entscheidende ist. Lustig, dass sich die Frage, mit der ich gerade eingeschlafen bin, zusammen mit der Antwort wieder meldet. Ich hatte mich gestern Abend nach einem nervenaufreibenden Gespräch mit meinem Auftraggeber in Amerika früh hingelegt. Ich hätte nächste

Woche nach Minneapolis fliegen sollen, um dort meinen Marketingplan zu präsentieren und Einblick in die Firmenstrategie zu bekommen.

Eigentlich hatte ich wirklich Lust darauf, so kurz nach meiner Entbindung und dem Leben als Mutter zu Hause. Darauf, mich mit den Kollegen in den USA auf einem höheren Niveau auszutauschen und mich nicht nur wie eine Mutter von zwei kleinen Kindern, sondern auch wieder ein wenig wie eine Frau zu fühlen.

Aber mit der Nachricht über den Tumor letzte Woche waren auch meine Zweifel gewachsen. Ob ich überhaupt fahren sollte? Vom Körperlichen her wäre das überhaupt kein Problem. Ich habe vom Krankenhaus Epilepsiemedikamente bekommen, durch deren Einnahme die Wahrscheinlichkeit eines Anfalls kleiner wird. Auch wenn sie immer noch passieren konnten, wie sich auch letzte Nacht herausgestellt hat.

Gestern Abend hatte ich also eine Entscheidung getroffen und die Geschäftsführerin meines Auftraggebers angerufen, um in meinem besten Englisch zu erklären, dass ich wegen eines »brain tumor« lieber zu Hause bleiben wollte. Kim, die ultraamerikanische Dame und Marketingmanagerin in der Zentrale, reagierte vor allem erschrocken, äußerte Respekt für meine Entscheidung und wünschte mir viel Kraft.

Unterschwellig nahm ich vor allem Erleichterung in ihrer Stimme wahr: Der Gedanke daran, dass eine gerade als unheilbar krank diagnostizierte Freiberuflerin zu ihr ins Büro in Minneapolis kommen würde, sprach sie so gar nicht an. Man stelle sich vor, ich würde mich im Besprechungsraum mit Schaum vor dem Mund auf dem Boden herumwälzen? Oder mich durch einen Kurzschluss im Schädel plötzlich hemmungslos freizügig verhalten? Der Geschäftsführerin die Wahrheit ins Gesicht sagen? Oder mit einer zu weit aufgeknöpften Bluse dem *Chief Financial Officer* gegenübertreten, sodass dieser Puritaner mein Dekolleté zu sehen bekäme?

»Noooo dear, you just stay at home with your family.« – Bleiben Sie nur zu Hause bei Ihrer Familie, meine Liebe.

Nach dem Gespräch blieb ein ungutes Bauchgefühl zurück. Ich hätte lieber allen gezeigt, dass ich eine fantastische und professionelle Geschäftsfrau war und allen Schwangerschaftshormonen oder welchem anderen nicht mit der Arbeit verbundenen Übel auch immer zum Trotz glorreiche Erfolge lieferte, als hätte sich nichts geändert.

Aber gut. Die Katze ist aus dem Sack. Ich fahre nicht in die USA, sondern ins VUmc. Dort erfahre ich hoffentlich mehr über mögliche Behandlungen. Ich habe an der Rezeption angerufen und mich erkundigt, ob sie Zeit für mich haben. Meine Woche ist plötzlich schrecklich leer, so ohne Arbeit und mit den Kindern in der Krippe.

Ich schüttele den Kopf, stehe auf und gehe nach unten. Mein Sohn tobt auf seinem Dreirad durchs Zimmer, meine Tochter liegt auf dem Teppich, versucht sich auf die Seite zu rollen und flippt förmlich aus, als sie mich sieht. Meine Brüste reagieren sofort. An meinen Brustwarzen spüre ich, dass meine Milchproduktion ungebremst weiterläuft, obwohl ich wegen der Epilepsiemedikamente nicht mehr stillen darf. Eline scheint das zu merken. Sie rollt sich in meine Richtung und streckt mir die molligen Ärmchen entgegen. Sobald ich sie hochnehme, spüre ich, wie mein Shirt nass wird. Meine Tochter windet sich mir in die Arme und dreht das Gesicht instinktiv in Richtung Brustwarze, wobei sie mich ermutigend anlächelt.

Mir tut das Herz weh. Wie gern würde ich sie anlegen und ihre friedlich schmatzenden Geräusche genießen. Aber das darf ich nicht.

Mir steigen die Tränen in die Augen, ich nicke Peter zu, der mir Eline abnimmt, und laufe schnell in die Küche, um Kaffee zu kochen. Mein Shirt ist inzwischen klatschnass vor Muttermilch. Wieder dieses Prickeln in meinen Augen.

Vor einer Woche habe ich noch die immer wieder unterbrochenen Nächte verflucht, die wunden Brustwarzen und den zügellosen Appetit, die zu einem Neugeborenen gehören. Jetzt würde ich alles dafür geben, zu diesem Augenblick zurückkehren zu können, in dem alles noch einfach und unkompliziert war.

Peter nimmt mich bei der Hand. »Schatz … Was hast du denn?«

Ich versuche ihm zu erklären, dass meine stechenden, leckenden Brüste mich ständig daran erinnern, dass ein bösartiger Besucher in unser Leben eingedrungen ist.

»Ich rufe den Arzt an und frage, ob er mir vielleicht helfen kann«, verkünde ich.

Wie sich herausstellt, gibt es ein Mittel, das die Muttermilchproduktion versiegen lässt. Nach ein paar Dostinex-Tabletten verschwinden die harten Scheiben in meinen Brüsten, und mit ihnen verschwindet sofort auch ein Teil der großen Traurigkeit, die durch das Gefühl entsteht, ich würde als Mutter versagen.

Eline arbeitet gut mit; ohne Murren lässt sie sich auf Fläschchen mit Milchpulver umstellen. Während ich neben ihr liege, dicht an ihren warmen kleinen Körper geschmiegt, dafür sorge, dass ihr Köpfchen auf dem Kissen liegt und sie sich nicht an der Flaschennahrung verschlucken kann, schaut sie mich zufrieden an. Ihr macht das Ganze nicht viel aus. Die Welt dreht sich einfach weiter, und das knurrende Gefühl in ihrem kleinen Magen wird gestillt. Schlafen, essen, spielen, schlafen …

Ich schließe kurz die Augen und lasse zu, dass das Glück hervorkommt. Das Glück in den kleinen Dingen, zum Beispiel, wenn man seiner Tochter ihr Frühstück gibt und sie dabei beobachtet. Wenn man zuschaut, wie sich ihr Köpfchen von links nach rechts bewegt, während sie ihre Umgebung in sich aufnimmt. Wenn man ihre Finger zählt, das warme Gefühl genießt, wenn sie versucht, meine Nase zu packen, und mir dabei aus Versehen fast ein Auge auskratzt. Das Glück ist in diesen Tagen das Glück der kleinen Dinge.

Sobald ich dafür gesorgt habe, dass Eline ihr Bäuerchen macht, und sie in ihr Bettchen gelegt habe, gehe ich in die Küche und nehme mir mein Handy. Das Display leuchtet auf: achtundsechzig neue SMS-Nachrichten. Ich drücke sie weg, ohne sie zu lesen oder zu beantworten.

So kann es nicht weitergehen: Alle wollen etwas von mir, ich werde Tag und Nacht an den Tumor, an Krankheit und Tod erinnert. So finde ich nie Zeit für meine eigenen Gefühle und meinen eigenen Kummer.

Es klingelt. Ein Bote überreicht mir einen großen Blumenstrauß mit einer Karte: *Was für furchtbare Neuigkeiten, wir denken an dich. Sag uns Bescheid, wenn wir etwas für dich tun können. Küsschen, Jessie*

Jede Nachricht, jeder Blumenstrauß und jede Karte vergrößern mein Schuldgefühl. Ich müsste eigentlich reagieren, ich müsste meinen Schmerz teilen. Stattdessen sauge ich nur wie ein Schwamm den Schmerz der anderen auf. Dabei ist es *mein* Weg, *mein* Schicksal. Ich muss mich von den anderen lösen und mir selbst eine Meinung zu dem Todesurteil bilden, das über mich verhängt wurde. Aber wie kann ich das, wenn ich noch nicht einmal selbst weiß, was ich da genau im Kopf habe?

Das Telefon klingelt, und eine freundliche Empfangsdame teilt mir mit, dass ich morgen zu Dr. Deinema kann; es ist ihr gelungen, mich dazwischenzuschieben. Er ist zwar nicht der Spezialist, an den man mich weiterverwiesen hat, aber vielleicht kann er ja unsere drängendsten Fragen beantworten?

4.

Ich stehe in der Küche und nehme meine Epilepsiemedikamente ein. Unbewusst habe ich in der vergangenen Woche eine Routine entwickelt. Ein großes Glas Wasser, eine große Keppra-Tablette runtergeschluckt, noch ein paar Schlucke und dann drei kleine Pillen Carbamazepin. Schlucken. Danach schnell einen Cracker mit Butter beschmieren und aufessen, damit mein Magen nicht gegen die ganzen Medikamente rebelliert.

Nach einer Tasse Kaffee stecke ich meine Tochter in eine saubere Hose und schnalle mir die Babytrage um. Eline findet es herrlich, so dicht an meinen Körper gebunden zu werden und nach draußen zu kommen. Inzwischen überstehen meine Brüste den kurzen Weg zur Kinderkrippe auch, ohne zu lecken.

Tygo läuft an meiner Hand mit. Wir sind sehr pünktlich. Die Krippenleiterin, ein niedliches junges Mädchen Anfang zwanzig, erkundigt sich munter, ob ich jetzt etwas Schönes unternehmen werde, wo doch meine Kinder den ganzen Vormittag nicht zu Hause sind.

»Ich habe einen spannenden Termin im Krankenhaus! Da spreche ich mit dem Arzt, und wir erfahren, wie lange ich noch zu leben habe!«, gebe ich zurück.

Ich freue mich riesig auf diese neue Bekanntschaft.

Aus meinen Google-Recherchen zu Dr. Deinema habe ich erfahren, dass er mit einer Untersuchung zu Virustherapien bei Tumorpatienten promoviert hat. Außerdem äußert er sich auf Twitter zu House-Musik und hat einen Namensvetter, der auch tatsächlich Musik macht.

Aber sobald ich ihm in der Realität gegenüberstehe, zweifle ich daran, auch den richtigen Dr. Deinema gefunden zu haben.

Dieser Mann sieht aus, als würde er den größten Teil seiner Zeit in einer Bibliothek zubringen. Er sprüht nur so vor Intellektualität.

Sobald Peter und ich in seinem Sprechzimmer angekommen sind, legt er los und macht sich an das, was er als »neurologische Tests« bezeichnet. Ich muss mich auf die Zehenspitzen stellen, mit dem Blick den Bewegungen seiner Finger folgen, und er überprüft mit dem altbekannten Reflexhammer die Funktion meiner Muskeln. So weit, so gut.

Dr. Deinema zeigt nicht die geringste Regung, und daraus schließe ich, dass ich die Prüfung bestanden habe. Aber als wir uns dann hinsetzen, stützt er den Kopf in beide Hände.

»Sie haben zwei kleine Kinder, höre ich?« Seine Stimme zittert ein wenig.

Mir zieht sich der Magen zusammen. Schaffe ich es noch bis zum Parkplatz? Was werden wir dann tun, was wird passieren?

Er kommt zur Sache und sagt, wir werden den nächsten Termin bei seinem Kollegen haben, Dr. van Vleuten van der Zaag.

»Das sind doch aber keine Neuigkeiten«, gebe ich zurück. »Was kann er uns denn sagen, was wir noch nicht wissen?«

Dr. Deinema räuspert sich. »Er ist derjenige, der entscheidet, ob bei Ihnen eine Operation möglich ist. Wahrscheinlich muss der Eingriff im Wachzustand erfolgen, damit der Chirurg Ihre Sprachfunktionen testen kann, während er den Tumor entfernt.«

»Was zur Hölle?!« Es rutscht mir einfach heraus. »Sorry, ich verstehe das nicht, wie kann man denn während einer Operation wach bleiben? Während einer Operation im Kopf?«

Ich wage es nicht, noch mehr Fragen zu stellen, aber an Dr. Deinemas Gesichtsausdruck kann ich erkennen, dass ich etwas Schlimmes im Kopf habe. Und dass ich meinen beiden Kindern mit dieser Erkrankung auch keinen besonders großen Gefallen tue. Ich atme tief ein, doch die Panik wird immer größer. Ich dachte bisher, Ärzte hätten keine Gefühle, und jetzt kann ich sogar etwas wie Kummer im Gesicht dieses Mannes lesen. Oder bilde ich mir das nur ein? Ich habe keine Zeit, sein Gesicht genauer zu studieren, denn Dr. Deinema setzt nach diesen dürftigen Informationen sein Pokerface auf.

Ich kann die Spannung im Raum förmlich spüren. »Ich bin hart im Nehmen«, sage ich. Das kommt völlig zusammenhanglos, aber ich weiß von einem Freund, der ebenfalls eine Krebserkrankung hat, dass es nie schaden kann, wenn man die Leute im Krankenhaus wissen lässt, dass sie einem wirklich alles sagen dürfen.

»Machen Sie nur alle Behandlungen, die Ihnen einfallen; ich habe verdammt noch mal zwei kleine Kinder, und ich will sehen, wie die zu pickeligen Teenagern heranwachsen. Mindestens!«

»Alles klar«, ruft Dr. Deinema. Es fehlt nicht viel, und er würde Haltung annehmen.

Wir schütteln einander die Hand. Seine ist kühl, meine warm und verschwitzt. Peter und ich verlassen einigermaßen benommen das Zimmer.

Peter zündet sich eine Zigarette an. Ich schaue auf mein Handy und stelle fest, dass ich meinen Termin bei der Maniküre verpasst habe. Diese Entdeckung teile ich mit Peter.

»Ja, Schatz, im Angesicht meines voraussichtlichen frühen Todes beschäftige ich mich mit so trivialen Dingen: mit der Farbe meiner Nägel.«

Wir versuchen zu lachen, aber es gelingt uns nicht.

Schweigend fahren wir nach Hause. Der Rest des Tages verläuft mühsam. Die Vorstellung, dass ich Krebs habe, muss erst mal richtig zu mir durchdringen, allerdings habe ich noch nicht wirklich eine Methode gefunden, wie das geschehen soll.

Ich gehe früh ins Bett und liege stundenlang wach. Ich versuche die Nachricht über den Tumor mit anderen schlimmen Dingen zu vergleichen. Ich denke daran zurück, wie ich im Kindergarten gemobbt wurde; die anderen Kinder zogen mich an den Haaren und nahmen mir die Frühstücksdose weg. Meine Großmutter erscheint vor meinem inneren Auge, hinter einem weißen Vorhang, auf ihrem Bett aufgebahrt. Ich erinnere mich daran, wie ich ihr das Gesicht an die Wange legte. Sie fühlte sich kalt an, aber sie war immer noch die liebe, fürsorgliche Oma, die ich kannte. Ich zittere. Werde ich sie wiedersehen, wenn meine Zeit gekommen ist?

Dann fühle ich die Frustration und den Schmerz, die mir mein viel älterer Freund damals auf dem Gymnasium zugefügt hat. Ich sehe wieder vor mir, wie er mich bei ihm zu Hause auf dem Speicher grob und gegen meinen Willen zum Sex zwang, der mir wehtat, und ich danach weinend auf dem Fahrrad nach Hause fuhr. Dort angekommen rief ich sofort Fransje an, meine Klassenkameradin auf dem Gymnasium und zugleich meine beste Freundin. Innerhalb einer Viertelstunde war sie bei mir, mit einer Packung Kekse und Trost für mich.

Plötzlich erinnere ich mich an das Gefühl der Traurigkeit, weil ich nicht gut erklären konnte, warum ich mich so schmutzig und verzweifelt fühlte. Ich erinnere mich daran, wie mich Fransje in den Arm kniff und dabei seltsam anschaute.

»Was willst du denn eigentlich, sag mal? Du weißt doch, dass die Jungs immer schmutzige Sachen mit einem anstellen wollen?« Fransje lachte mir zu, aber ich fand das Ganze nicht witzig. Ich wollte nur ins Bad und alles runterschrubben, alles was auf meiner Haut und in mir sein konnte. Ich fing an zu weinen, als ich an Dirk und seine Dreckspfoten dachte.

Ich hatte wirklich Angst vor ihm. Fransje streichelte mir vorsichtig den Rücken.

»In Zukunft wird er seine Finger von dir lassen, du kannst

ihn anzeigen. Ich glaube, er hat das schon mit mehreren Mädchen so gemacht.«

»Aber«, setzte ich an, »ich wollte es doch selbst. Dachte ich zumindest. Ich habe ihn herausgefordert. Oder?«

Und so saßen wir da, zusammen, in meinem Mädchenzimmer. Zwei Teenagermädchen, unwissend, was die schlimmen Fehler betrifft, die man begehen kann, vor allem auf dem Gebiet der Sexualität. Fransje schaute mich an, und plötzlich fiel ihr das Zitat ein, das sie von Herrn Martens hatte, unserem selbstgedrehte Kippen rauchenden Englischlehrer.

»Was hat Friedrich Nietzsche noch mal gesagt? *Was uns nicht umbringt, macht uns stärker.*« Sie zog ein ernstes Gesicht.

Ganz großartig fanden wir ihn, diesen Nietzsche-Satz. Und so passend, was all unsere Teenagerprobleme betraf. Er half, damals und immer. Nur jetzt nicht. Ich bin siebenunddreißig, habe eine Familie mit zwei kleinen Kindern und einen unheilbaren Hirntumor.

Nietzsche hatte vielleicht recht mit seinem Satz. Aber trifft er nicht eigentlich nur auf Glückspilze und Gewinner zu, denen endgültige und allumfassende Schicksalsschläge wie dieser erspart bleiben? Ich fühle mich innerlich ganz leer, denn das hier betrifft vielleicht wirklich nicht mehr rückgängig zu machendes Sterben. Oder geht wirklich für jeden wieder die Sonne auf – auch nach einer vernichtenden Diagnose wie Krebs? Es beruhigt mich, dass sich diese zweite Frage vielleicht mit einem Ja beantworten lässt.

5.

»Es ist nicht wahr!«, schreie ich Peter an, als wir morgens aufwachen. Meine Emotionen sind außer Kontrolle – verdanke ich den Tumor meinem eigenen Verhalten? Habe ich zu viel getrunken? Zu viel Hasch geraucht? Ich denke an meine ersten Jahre in Amsterdam zurück. Ich musste einfach alles ausprobieren und mitnehmen. Ich saß mit zwielichtigen Typen in Bars herum, tanzte mit Pupillen so groß wie Satellitenschüsseln bis zum Morgengrauen, um danach Tee aus *Magic Mushrooms* zu trinken und das Leben zu analysieren, als wäre ich Epikur persönlich.

Ich stehe schmollend auf, steige schnell in meine Jogginghose, binde mir die Haare zu einem Pferdeschwanz zusammen und gehe nach unten, wo Peter Tygo schon angezogen hat. Mit dem muss ich zum Hausarzt, der Kleine schläft schon seit drei Nächten kaum noch, weil er stark erkältet ist und Fieber hat.

Der Arzt diagnostiziert bei meinem Sohn eine Ohrenentzündung, verschreibt ihm Antibiotika und streicht dem kleinen Patienten kurz über die rot glühenden Wangen. Dann beugt er sich zu mir hinüber. »Ich habe vom Krankenhaus einen Brief mit den schrecklichen Neuigkeiten bekommen. Wie geht es Ihnen?«

»Ganz okay«, antworte ich schüchtern. »Ich kann es einfach nicht begreifen, und ich habe so viele Fragen.«

Ich beschließe, mich ihm anzuvertrauen und erzähle ihm von meiner wilden Vergangenheit. Mein Hausarzt schüttelt den Kopf. »Das Entstehen eines Hirntumors hat damit nichts zu tun. Es ist ganz einfach dummes Pech«, erklärt er die Existenz des Tennisballs in meinem Kopf.

Er rät mir, alles über mich hereinbrechen zu lassen und mich nicht gegen meine Angst beim Gedanken an den Tod zu wehren. »Sie wissen ja noch gar nicht, was passieren wird … Im Anfangsstadium dieser Krankheit merkt man im Allgemeinen wenig davon, erst wenn dieser grässliche Krebs in Ihrem Kopf sich weiter ausbreitet, entstehen Beschwerden. Deswegen, Ingeborg, warten Sie ab. Hoffen Sie einfach und wünschen Sie sich mit aller Kraft, dass es gut geht. Und werfen Sie sich selbst nichts vor, Sie haben ganz einfach das traurige, dumme Pech, als junge Mutter von dieser Krankheit betroffen zu sein.«

Seine Worte machen mich wütend. Das ist ja dann ein herrlicher Text für meinen Grabstein: HIER RUHT EINE FRAU, DIE DURCH DUMMES PECH UMS LEBEN KAM. Nicht gerade das, was ich geplant hatte.

Als ich mit Tygo an der Hand die Praxis verlasse, beiße ich mir auf die Lippen.

Mein Überlebenswille ist stärker als jemals zuvor.

Nachdem ich Tygo in die Krippe gebracht und dort erklärt habe, dass man ihm zweimal täglich mit einer Pipette Antibiotika verabreichen muss, gehe ich nach Hause. Peter steht mit einem Wischer da und reinigt den Holzboden. »Fleißig, fleißig«, sage ich und kneife ihn in den Hintern.

»Deine Freundin Jessie kommt gleich, und in diesem Saustall können wir sie doch nicht empfangen? Überall pappen Reste von der Babynahrung, da liegen angebissene Kekse, und der Boden klebt, weil jemand Apfeldicksaft darauf verteilt hat.« Er grinst.

Ich erschrecke, denn die Verabredung mit Jessie hatte ich völlig vergessen. Jessie ist meine Freundin aus dem Geburtsvorbereitungskurs, die zwei Tage nach meiner ersten Entbindung eine Tochter zur Welt brachte. Danach haben wir uns gegenseitig durch die schwere Babyzeit geholfen. Jetzt sehen wir einander hin und wieder, genießen die Treffen und jammern über unsere Teenager im Miniformat. Dass sie schreiend um sich schlagen. Und quengeln. Und dass wir uns manchmal zusammenreißen müssen, nicht zurückzuschreien. Oder zurückzuschlagen.

Ich muss lächeln, als es klingelt und ich sehe, wie Jessie die Treppe heraufkommt. Sie ist mit ihrem zweiten Kind hochschwanger. Ihre zweijährige Tochter ist in der Krippe, wir haben also Zeit, uns ruhig zu unterhalten, während Eline in ihrer Wiege vor sich hin kräht.

»Verdammte Scheiße, Ingeborg! Das hatten wir doch so nicht abgesprochen – so kurz nach deiner Entbindung? Du solltest doch jetzt ganz entspannt deinen Mutterschaftsurlaub genießen!« Jessie schaut mich empört an. Ich lache. »Na ja, nach dem zweiten Kind hat man im Mutterschaftsurlaub sowieso nicht so viel Ruhe … Wenn man zwischen dem Füttern und In-den-Schlaf-Singen auch noch einen zweijährigen Jungen zu versorgen hat, ist das wohl nicht drin. Bist du denn schon ganz und gar bereit für die Ankunft von Nummer zwei?« Ich deute auf ihren dicken Bauch.

Jessie verdreht die Augen. »Wird das wirklich so schlimm? Ich kann es gar nicht erwarten, bis wir wieder was zusammen trinken können, vor allem jetzt mit deinem, äh …«

Ich sehe, wie sich ihre Wangen rot färben, und ihr läuft eine Träne über die Wange.

»Ach Süße, mit einem Tumor im Kopf kann man sich immer noch die Kante geben, weißt du. Vielleicht etwas weniger exzessiv als vorher, aber das wäre doch sowieso nicht anders gewesen, jetzt, wo wir bald beide zwei kleine Kinder zu Hause haben.« Mein Aufheiterungsversuch war erfolgreich: Jessie muss lachen.

Eline dagegen fängt an laut zu weinen. Ich hebe sie aus dem Bettchen und wiege sie in den Armen. Und dann, als ich mich gerade wieder aufs Sofa setze, passiert es plötzlich …

Ein Kribbeln in den Fingern, klamme Hände.

Seltsame Lichtblitze.

Ich versuche den Mund zu bewegen, höre aber plötzlich ein hallendes Geräusch, ganz weit weg, von innen.

Meine Sicht verschwimmt und verzerrt sich.

»Ingeborg«, höre ich aus der Ferne.

»Ingeborg! Kannst du mich hören? Ich glaube, du hast einen Anfall.«

»Ingeborg, ich nehme dir jetzt Eline ab, ganz ruhig.«

In dem Augenblick, als sie meine Arme berührt, verspüre ich ein Rucken, und die Lichtblitze werden schlimmer.

Ich spüre, wie sich meine Tochter in meinen Armen windet, wie sie weint, und dann wird das Bild wieder scharf.

Ich hole tief Luft.

»Wo bin ich, was war das?«, frage ich.

»Du hattest einen epileptischen Anfall, glaube ich. Du warst völlig weggetreten, fast eine Minute lang. Darum habe ich dir Eline abgenommen, damit sie nicht herunterfällt.«

Eline schreit jetzt noch lauter. Peter hält sie inzwischen im Arm und geht mit ihr auf und ab. Er hat unseren Hausarzt angerufen, und der steht zehn Minuten später in unserem Wohnzimmer. Er stellt Fragen und untersucht mich. Wie sich herausstellt, hatte ich einen komplex-partiellen Anfall, eine Form der Epilepsie, gegen die ich noch keine Medikamente einnehme.

Ich beiße mir so sehr auf die Lippe, dass es wehtut. Dann nehme ich Peter fest bei der Hand und drücke sie. »Um Himmels willen, was passiert da nur mit mir, Peet?« Er streichelt mir über die Wange und berichtet, dass er alles geregelt hat; er geht gleich zur Apotheke. Jessie bleibt bei mir und passt auf Eline und mich auf.

»Wischt sie mir auch den Hintern ab, wenn ich mir gleich in die Hose mache?« Bösartig klingt das. Ich werde ganz steif.

»Hab keine Angst, wir gehen einen Tag nach dem anderen an«, sagt Peter. Ich atme tief ein und aus und versuche mich zu entspannen.

Peter beugt sich über mich, er drückt seine warmen Lippen auf meine. Ich spüre, wie der felsige Grund, der sich mein Herz nennt, auseinanderbricht, und wie Kummer in der Form glühend heißer Lava nach draußen strömt. Zum ersten Mal seit zwei Wochen kann ich weinen. Das muss es sein, das ist das Gefühl. Das hier heißt Todesangst. Angst vor dem Tod.

6.

Der Tag ist gekommen: Ich lerne einen sehr wichtigen Mann kennen. Seltsam, überlege ich, vor drei Wochen wurde mein ganzes Leben über den Haufen geworfen, weil ich die Diagnose »Tumor« erhielt. Seit jenem Freitagnachmittag habe ich das Gefühl gehabt, mich auf nichts mehr freuen zu können. Während ich mich seit der Geburt unserer Tochter noch sehr an dem Gedanken erfreuen konnte, dass auch sie zu einem fröhlichen, einigermaßen selbstständigen Kleinkind heranwachsen und wunderbar mit ihrem Brüderchen spielen würde, dass Peter und ich wieder unser Zusammenleben genießen könnten, unsere Zeit als Familie und hin und wieder einen Moment für uns allein, so fantasiere ich seit dem grässlichen Freitagnachmittag nur noch über ein Ende, das so sanft und schmerzlos wie möglich kommt, für mich selbst und für die Angehörigen, die ich zurücklasse.

Ich ertappe mich immer wieder dabei, wie ich eine potenzielle neue Frau für Peter ausgucke und beschreibe und kann es nicht lassen – die Neuigkeit ist noch so frisch –, den verdammten Tumor so oft wie möglich zu erwähnen, auch in ganz unpassenden Momenten. Es gibt nun einmal nichts Schöneres, als nach einer Dosis ehrlichem Feedback von Freunden oder einer kritischen Anmerkung meines immer sehr milden Peters zu rufen, dass sie noch ganz kurz Geduld haben müssen, ich mich aber beeilen werde, schön schnell abzutreten, zu sterben, zu STERBEN, und dass sie mich dann auf wunderbare Weise für immer los sind. Meistens brechen meine Freundinnen dann in Tränen aus, was dazu führt, dass ich mich auch schrecklich fühle und bei ihnen entschuldige. Peter reagiert, wie man auf solche emotionale Erpressung auch regieren darf: Er explodiert einfach, beschimpft mich als herzlos und geht dann auf dem Balkon eine rauchen, während ich benommen und frustriert zurückbleibe. Schließlich ist Streiten lange nicht so schön, wenn sich die Gegenseite weigert, dabei mitzumachen.

Aber gut. Nachdem ich die vergangenen Wochen in dem Gefühl geschwelgt habe, dass am Horizont nur wenig Positives auf mich wartet, findet heute etwas statt, auf das ich mich seltsamerweise sehr wohl freue: Ich werde den Chirurgen kennenlernen, der mich vielleicht operieren kann. Tumoroperationen führen zwar nicht zur Genesung, aber vielleicht lässt sich so erreichen, dass ich eine Zeit lang ohne allzu große Probleme wegen Epilepsie und Ausfallerscheinungen weiterleben kann. Darüber hinaus facht der Gedanke, dass endlich etwas gegen die Tumorbombe unternommen wird, mein inneres Feuer besonders stark an.

»Ob es wohl Menschen gibt, die es angenehmer finden, einfach abzuwarten, was eine solche Zeitbombe in ihrem Kopf anrichtet?«, frage ich mich laut. »Menschen, die Krankenhäuser und Ärzte meiden und lieber den Weg der selbstheilenden mentalen Kräfte gehen?« Ganz bestimmt. Obwohl ich selbst aus einer Familie stamme, in der die medizinische Welt mit großem Misstrauen betrachtet wurde – lieber eine Behandlung mit anthroposophischen Kräuterextrakten als eine echte Medizin gegen eine Krankheit –, kann ich jetzt nicht anders, sondern muss nach den radikalsten verfügbaren Maßnahmen suchen. Nach dem, was auch immer nötig ist, um das Monster zu vernichten.

Und wie es das Glück will, hat der Mann, den ich heute kennenlernen werde, genau dafür jahrelang studiert. Ich übe noch kurz seinen ungewöhnlichen und vor allem langen Namen, der vermuten lässt, dass er einem Adelsgeschlecht entstammt: *Karel van Vleuten van der Zaag*. Wie soll man den bloß abkürzen?

Da will mir so schnell nichts einfallen. Außer, dass es ein passender Name für jemanden ist, der seinen Lebensunterhalt damit bestreitet, in den Köpfen anderer Leute herumzuschneiden. Trotzdem ist mir bewusst, welch großes Glück mir zuteilwird, denn laut Google ist er der Einzige seines Namens: Nur ein Klick nach dem Eingeben, und ich habe ihn gefunden.

Darum weiß ich nach einiger Zeit am Computer a) wie er aussieht, b) wie er sich in YouTube-Videos anhört, c) dass er bei LinkedIn, aber nicht auf Facebook ist und d) dass er viele umfangreiche Untersuchungsberichte zu Hirntumoren publiziert hat, was vermuten lässt, dass er sich seinem Beruf mit viel Liebe widmet.

Jetzt gilt es herauszufinden, ob die Chemie zwischen uns auch offline einigermaßen stimmt, zwischen diesem Mann mit der Säge und mir. Das wäre schon schön, denn schließlich ist es nicht unwahrscheinlich, dass er mir im Kopf herumschneiden wird. Oder ist es egal und ein bisschen Distanz sogar ganz angenehm?

Ich grüble kurz weiter, dadurch verliere ich meine Tochter völlig aus den Augen und schrecke hoch, als sie ihren Fruchtbrei mit einer wilden Handbewegung vom Tisch wischt. Flatsch.

Überall klebt Mangopüree … Schnell stehe ich auf, um ein feuchtes Tuch zu holen und die gelben Spritzer von Hochstuhl und Boden zu wischen. Elines zahnloser Mund öffnet sich zu einem fröhlichen Lächeln.

»Mamiiiiii«, ruft sie, streckt die Ärmchen nach mir aus und lächelt mich mit ihrem verführerischen Babylächeln an, dem man sich einfach nicht entziehen kann.

Ich werfe das Wischtuch weg und hebe die Kleine aus dem Hochstuhl, und sofort ist mein Blazer auch voller Flecken. Scheiße, denke ich, den wollte ich doch heute Nachmittag anbehalten. Schnell setze ich Eline auf die Spieldecke am Fenster und renne nach oben, um mir ein anderes Oberteil zu suchen und ein wenig Mascara aufzutragen. In fünf Minuten wird die Babysitterin hier sein, und ich muss noch meinen Überweisungsbrief aus dem großen Papierstapel auf dem Tisch raussuchen.

Zehn Minuten später sitze ich mit rotem Kopf auf dem Fahrrad in Richtung VUmc – es wird mir wohl nie gelingen, in Ruhe und gut organisiert das Haus zu verlassen. Im Krankenhaus komme ich zwei Minuten vor meinem Termin an, gerade rechtzeitig, um meinen stets pünktlichen Peter zu treffen, der in der Raucherecke nervös an seiner Kippe saugt, umgeben von bleich wirkenden Patienten.

Zusammen melden wir uns an der Rezeption, wo eine Frau schwer damit beschäftigt ist, telefonische Anfragen zu beantworten. Vor allem fallen ihre glänzenden Goldohrringe auf, die so groß sind wie Gymnastikreifen. Ich fühle mich fast schuldig, als ich sie störe, um ihr mitzuteilen, dass wir eingetroffen sind. Die schicke Dame spitzt die Lippen, schiebt die Computermaus hin und her und wiederholt in starkem Amsterdamer Dialekt meinen Namen. Giftig ruft sie den Namen von Dr. van der Zaag durch den Raum. Sie wird milder, sobald sie meinen erschrockenen Gesichtsausdruck wahrnimmt. Ein Neuling, denkt sie ganz offensichtlich, denn sie steht auf und zeigt mir das Wartezimmer.

»Hier können Sie kurz Platz nehmen.« Wieder dieser Amsterdamer Dialekt.

Das Wartezimmer wirkt zum Teil wie das bekannte Amsterdamer Café Nol. Nicht von der Atmosphäre her – an den Fensterscheiben hängen keine gehäkelten Gardinen, es gibt auch keine roten Plüschteppiche und keine Bar oder Musik von André Hazes aus den Lautsprechern. Aber es herrscht viel, sehr viel Betrieb. Und wir müssen lange warten, bis wir an der Reihe sind. Inzwischen ist es 14.00 Uhr, und unser Termin war für 13.20 Uhr angesetzt. Dadurch rast die Nervosität mit mindestens dreihundert Stundenkilometern durch meinen Körper.

Am liebsten würde ich meinen alten Körper wegwerfen und mir einen neuen zulegen. Mit einem neuen Kopf, sodass ich mit erhobenem Mittelfinger durch die Drehtüren des VUmc nach draußen laufen könnte, um mir ein wenig Zeit allein zu gönnen. (Neulich habe ich nämlich aus einer albernen Ziegenmilchjoghurtreklame gelernt, dass daran absolut nichts Falsches ist.) Stattdessen nippen wir an dem völlig widerlichen Espresso, den uns der schicke Automat in die Becher gespuckt hat, und spähen nervös zu den anderen Wartenden hinüber, bis ich meinen Namen höre und aufspringe, um dem Weißkittel, der uns da entgegenkommt, die Hand zu schütteln.

Der Neurochirurg Dr. Karel van Vleuten van der Zaag, den ich der Einfachheit halber Dr. Karel nennen werde, sieht aus, als hätte man ihn vor einer Stunde von einer sonnigen Caféterrasse an der Côte d'Azur weggeholt. Er ist ein durchaus gelungenes Exemplar, mit ergrauenden Schläfen, Fröhlichkeit im Blick und einem leuchtenden Teint in schönem Braun. Er lacht uns mit seinen weißen Zähnen freundlich zu. Nach fünf Minuten der Konversation über dies und das stelle ich fest, dass er zu den Männern gehört, deren Lachen witziger ist als ihre Witze. Aber das gehört dazu, überlege ich; mir ist es lieber, dass er etwas von Medizin versteht und seine Wissenschaft ernst nimmt, als dass er einen Schenkelklopfer nach dem anderen raushaut.

Dr. Karels Überraschung besteht darin, dass er aufrichtig an uns interessiert scheint, deswegen schmelze ich vor seinem Charme dahin und fasse sofort Vertrauen zu ihm. Letzteres kann ich nur schlecht verbergen. »Wollen Sie mich operieren?«, frage ich und zeige dabei auf meinen Kopf. Ich erschrecke von meinen eigenen Worten, er verzieht keine Miene. Stotternd füge ich schnell hinzu: »Wenn das möglich ist, natürlich!«

Das versetzt Dr. Karel ganz offensichtlich in Begeisterung. Er beugt sich vor und lächelt uns an. »Selbstverständlich geht das!« Ich würde ihn nur zu gern knuddeln, aber dafür lässt mir Dr. Karel keinen Raum. Er dreht den Monitor, sodass wir den Bildschirm auch sehen können. Wieder diese Aufnahme von meinem Gehirn und diesem großen weißen Fleck. »Es sieht so aus, als könnte man das Ganze mit einer klaren Linie abgrenzen, aber vielleicht handelt es sich dabei nur um die sichtbare Spitze des Eisbergs.«

Dann erklärt er uns in verständlichen Worten, was bei einer solchen Operation so alles passiert.

»Das Ziel der Operation besteht darin, ein Grading des Tumors vornehmen zu können, damit wir wissen, ob nach dem Eingriff zusätzlich noch Bestrahlungen oder Chemotherapie nötig sind. Ein weiteres Ziel kann sein, so viele Tumorzellen wie möglich zu entfernen. Aber selbst, wenn das Kernspintomogramm danach schön sauber aussieht, befinden sich immer noch einzelne Tumorzellen im Kopf. Außerdem kann man mit der Operation die Epilepsie besser unter Kontrolle halten. Etwas mehr als die Hälfte der Patienten mit hartnäckiger Epilepsie hat nach der Operation keine oder weniger Anfälle«, berichtet er.

Ich stoße Peter in die Seite. »Das möchten wir sehr, sehr gern! Wann hätten Sie denn wohl Zeit für mich, Herr Dr. Neurochirurg van Vleuten van der Zaag?«, rufe ich enthusiastisch.

»Angesichts der Tatsache, dass wir auf der Grundlage des MRT-Scans erwarten, dass es sich um einen niedriggradigen Tumor handelt, haben wir es nicht so eilig«, antwortet unser Arzt.

Ich muss an meine Kinder denken und verspüre einen Stich im Unterleib.

»Der Grad des Tumors kann erst mit Sicherheit bestimmt werden, nachdem ein Pathologe das entfernte Gewebe untersucht hat«, fährt er fort.

»Wenn also jemand meinen MRT-Scan falsch interpretiert hat, dann kann der Tennisball immer noch ein Tumor vierten Grades sein, und als Folge davon versterbe ich innerhalb eines Jahres?« Ich schaue ihn fragend an. Van Vleuten van der Zaag bestätigt das mit einem Nicken.

Ich erwäge, mein Verkaufsgeschick und mein Talent für Business-Präsentationen einzusetzen: *Stillstand bedeutet Rückschritt, also bitte ein bisschen aufs Gas treten hier!* Im geschäftlichen Kontext empfinde ich nach einer solchen Äußerung eine große Genugtuung, wenn mir ein potenzieller Kunde unbehaglich schweigend gegenübersitzt. Dann fasse ich die *Unique Selling Points* zusammen, die einzigartigen Vorteile, die einem die Zusammenarbeit mit mir beschert, und in den meisten Fällen verlasse ich den Präsentationsraum dann auch mit einem abgeschlossenen Deal.

Aber jetzt geht es wirklich um mich selbst. Ich befinde mich in dem von Neonröhren erleuchteten Sprechzimmer von Dr. Karel mit dem doppelten aristokratischen Nachnamen und kann nichts weiter tun, als ihn ganz höflich zu fragen, ob es vielleicht Möglichkeiten gibt, mich so schnell wie möglich unters Messer zu lassen.

Seine Antwort erfolgt in zwei Teilen. Erst zeichnet er auf einem Notizblock ein paar schöne Grafiken, voller Ziffern, wie viele Patienten fünfzehn Jahre nach der Diagnose noch am Leben sind. Das sieht ziemlich positiv aus: Wenn ich auf der guten Seite des schlechten Spektrums lande, weile ich in fünfzehn Jahren sehr wahrscheinlich noch unter den Lebenden. Möglich ist es. »Allerdings steht fest, dass alle Gliome irgendwann bösartig werden, und das führt zu einem schrecklichen Ende; darüber dürfen Sie sich auf keinen Fall Illusionen machen.« Dr. Karel verschränkt die Finger ineinander.

Jetzt ist der Moment gekommen, in dem ich die Augen zusammenkneife und hoffe, dass die Nachricht dadurch an Kraft verliert, aber es tut weh, es tut verdammt noch mal scheiße weh. Ich vergrabe die Fingernägel im Handteller, um zu verhindern, dass meine brennenden Augen feucht werden, und so sitze ich wie ein Pandabär bei Dr. Karel unter den Neonröhren. Ich räuspere mich und frage mich laut »ob sich das Leben auch eine Zigarette danach ansteckt, wenn es einen gerade so richtig hart rangenommen hat«.

Es bleibt still. Niemand lacht. Niemand sagt, dass schon wieder alles gut wird oder dass ich mich anstelle, und deswegen will ich diesen Neurochampion sofort für einen Nobelpreis für sein empathisches Verhalten nominieren. Denn was bedeutet in Gottes Namen schon der Algorithmus zur Renormierung innerhalb der Quantenfeldtheorie, wo ich doch jemanden gefunden habe, der mein Leben verlängern kann? Ich vertraue ihm so sehr, dass er meinen Schädel gern jetzt sofort, ohne Betäubung, aufmeißeln darf, um den Tumor *à ce moment-là*, quasi direktemang, herauszureißen.

Aus irgendeinem Grund muss ich plötzlich an einen meiner unangenehmen Charakterzüge denken, meinen manchmal lähmenden Perfektionismus. Alle Projekte in meinem Leben will ich sorgfältig, professionell, elegant und vor Ablauf der Deadline erledigen, sei es nun ein Projekt für einen Kunden, meine Entbindung, Sport oder das Pflegen von Freundschaften …

Jetzt sieht es danach aus, als müsste da jemand anders sein Allerbestes geben. Dr. Karel erklärt, dass er über große Erfahrung verfügt, was das Entfernen von Hirntumoren angeht. Er berichtet enthusiastisch von den diversen Techniken, die dabei zur Anwendung kommen. Ich frage etwas zur neuronalen Migration und zur elektrischen Stimulation, merke aber gleichzeitig, dass ich überhaupt nicht mehr aufnahmefähig bin. Als könnte Dr. Karel meine Gedanken lesen (*Können Neurochirurgen das vielleicht?*), beendet er das Gespräch. Wir vereinbaren einen neuen Termin, bei dem wir detaillierter auf die Operation eingehen wollen, die – das verkündet er schon mal – nicht ohne Risiken ist und deswegen ausführliche Aufklärung erfordert. Auch, was die Auswirkungen danach betrifft. Peter und ich schütteln ihm dankbar die vertrauenerweckend ausgestreckte Hand.

Auf dem Weg zur Parkgarage möchte ich am liebsten hüpfen. Das hier fühlt sich an wie das erste Meeting im Rahmen des großen »Tumor, mach dich auf was gefasst«-Projekts. Und alles ist besser als Untätigkeit, denn ich habe hier unten noch so viel zu erledigen. Ich bin wild entschlossen, die Welt erst zu verlassen, wenn ich das Gefühl habe, nichts mehr tun zu können und alle Möglichkeiten ausgereizt zu haben. Dieses leidenschaftliche Gefühl macht mich auf eine bestimmte Weise ruhig und auf eine seltsame Art sehr glücklich. Der *erste Tag vom Rest meines Lebens* hat offiziell begonnen.

7.

Als uns der Chirurg zwei Wochen später wieder aus dem Wartezimmer abholt, um uns über die Operation aufzuklären, lächle ich schwach. Ich denke an die kreativen Assoziationen, die ich nach dem Ende des ersten Treffens mit meinem Arzt hatte. Der »Mann mit dem Messer« ist inzwischen für meine Freunde und Familienangehörigen zu einem festen Begriff geworden. Dieser kommunikationsbegabte und beruhigende Mann mit den stark behaarten Armen, der mich operieren wird.

Seit ich ihm begegnet bin, werde ich mit fröhlichen, mitfühlenden und manchmal auch komischen Reaktionen nur so überhäuft. So wagt eine meiner Freundinnen eifersüchtig festzustellen, dass ich Glück habe, weil mir die große Ehre zuteilwird, bei McHairy auf dem Tisch zu liegen, im Krankenhaus, wo ihr zufolge auch McSteamy und McDreamy, die Herzensbrecher aus der Serie *Grey's Anatomy*, ihre Ausbildung erhalten haben.

Wie sich weiterhin herausstellt, ist McHairy vor allem als guter Chirurg bekannt (prima!). Und als ernsthafter Mann, der gegen zu hohen Alkoholkonsum ist. Letzteres macht mich besonders froh, vor allem beim Gedanken an meine eigenen Leistungen, wenn ich mal einen Abend durchgesoffen habe. Schon beim Herantreten an den Schädel würde ich wahrscheinlich das Skalpell wieder aus der Hand legen müssen, weil ich mich nicht konzentrieren könnte und mir kotzübel werden würde: Ich kann nur sehr schlecht Blut sehen.

Dr. van Vleuten van der Zaag legt sofort los und wiederholt das Ziel der Operation: Es geht darum, den Grad des ungebetenen Gastes in meinem Kopf festzustellen. Und Dr. Karel hat vor, den Tennisball zu einem Pingpongball zu reduzieren. Das macht mich glücklich. »Aber«, sagt er auch, »selbst wenn das Kernspintomogramm nach der Operation sauber aussieht: Es bleiben immer einzelne Tumorzellen zurück, die auch immer wieder in Aktion treten werden. Es wird also nie einen Augenblick geben, in dem wir einander gratulieren können, weil wir alles hinter uns haben. Und die Frage ›Wie lange habe ich denn noch, Herr Doktor?‹ lässt sich auch nur mit sehr großen Vorbehalten beantworten.«

Er hält kurz inne und schaut uns an. Peter und ich nicken eifrig zurück. Wir haben es begriffen. Dr. Karel räuspert sich und redet weiter. »Außerdem sind diverse Risiken mit der Operation verbunden, und über diese Risiken müssen wir auch sprechen. Es ist zum Beispiel so, dass bei einer Operation von fünfzig Hirnschäden bei dem Patienten entstehen, und die können Invalidität zur Folge haben. Das hat mit Blutgefäßen zu tun, die manchmal zugrunde gehen, sodass ein wichtiges Areal im Gehirn nicht mit Blut versorgt wird. Dann bekommt man durch die Operation einen Hirninfarkt in einem strategisch wichtigen Bereich.«

Ich nicke und muss blinzeln. Seltsamerweise scheint mir invalide zu werden immer noch weniger schlimm als nicht mehr denken zu können. Besteht dieses Risiko vielleicht auch?

Dr. Karel schenkt mir einen väterlichen Blick. »Bin ich zu schnell?«

Ich spüre, wie meine Wangen rot anlaufen. »Nein, natürlich nicht, im Moment funktioniert mein Gehirn noch ganz prima.« Ich lächle ihn an.

Er fährt mit seinem Bericht fort. »Außerdem gibt es üblicherweise viele zeitlich begrenzte Funktionsstörungen, bei denen ein Patient tage- oder wochenlang mit nicht immer gut vorhersagbaren Verhaltensänderungen zu kämpfen hat. Zum

Beispiel ist jemand plötzlich leicht reizbar oder wird im Gegenteil ruhig bis hin zum Desinteresse.«

Peter versucht die Spannung zu lindern, indem er witzelt, dass ich auch ohne Hirnoperation sehr gemein zu ihm sein kann. Am Gesichtsausdruck von Dr. Vleuten van der Zaag können wir erkennen, dass er diesen scherzhaften Kommentar in keiner Weise zu schätzen weiß. Er ordnet die Papiere auf seinem Schreibtisch und spricht weiter. »Manchmal gibt es auch Probleme mit der Wundheilung, weil Hirnflüssigkeit austritt oder sich die Wunde infiziert. Das bekommen wir eigentlich immer schnell in den Griff, aber dadurch bleibt der Patient etwas länger im Krankenhaus, als uns das recht ist. Und wenn nach der Operation eine Hirnblutung auftritt, gibt es ein noch viel ernsteres Szenario – dann ist eine Notoperation notwendig, und wir müssen hoffen, dass kein zusätzlicher Hirnschaden entsteht. Hin und wieder verstirbt auch jemand an den Folgen dieser Operation, aber da muss schon sehr viel Pech mit im Spiel sein. Das erleben wir alle ein bis zwei Jahre.«

Wieder dieses Lächeln. »Ingeborg, Sie müssen diese Operation als ersten Schritt der Behandlung begreifen. Es werden in immer kürzeren Intervallen weitere Schritte folgen. Meine Aufgabe besteht darin, alle Optionen mit den dazugehörigen Vor- und Nachteilen für Sie darzustellen. Unser Team bevorzugt eine bestimmte Behandlung, die werde ich Ihnen erklären, und ebenso die Alternativen. Je mehr ich von dem Tumor entfernen kann, desto länger wird es dauern, bis der nächste Behandlungsschritt erfolgen muss, und umso länger werden Sie leben. Aber je größer das Risiko, das ich bei der Hirnoperation eingehe, desto größer ist auch die Wahrscheinlichkeit, dass Ihre Lebensqualität reduziert wird. Dann verlieren wir alles. Welches Risiko wir eingehen, hängt auch davon ab, in welcher Lebenssituation Sie sich befinden. Wie Ihre Einstellung zum

Leben aussieht. Wie sind Sie bisher mit den Risiken in Ihrem Leben umgegangen?«

Ich schlucke. Soll ich ihm jetzt von meiner Vorliebe für Extremsportarten erzählen und ausführlich über die Urlaube berichten, in denen Peter und ich hintereinander Fallschirmspringen im freien Fall, Eisklettern, Deltasegeln und Kitesurfen betrieben haben? Soll ich sagen, dass ich beim Ausgehen hin und wieder zur Steigerung der Festfreude ein paar Pillen geschluckt und, bevor ich Kinder bekam, bis zum Morgengrauen durchgesoffen habe? Soll ich mich über den neuen Begriff auslassen, den ich von der Psychologin gelernt habe: über *die Lebenshast*?

Eine Woche vorher fand ich mich im Sprechzimmer der Psychoonkologin Maryleen Dupree wieder, die mich anschaute, als säße sie einem Brontosaurus gegenüber. Ich konnte das durchaus begreifen – man sieht schließlich nicht jeden Tag eine Patientin mit Hirntumor, die sich noch problemlos bewegt und spricht, als ob ihr Gehirn noch wunderbar funktioniert. Mit meiner Geschichte konnte sie einiges anfangen, hatte sie während des telefonischen Orientierungsgesprächs vor ein paar Tagen erklärt. Mein Hausarzt hatte mich an sie weiterverwiesen.

Frau Dupree las kurz vor, was auf dem Überweisungsbrief gekritzelt stand.

»Psychische Beschwerden wegen einer somatischen Erkrankung.« Sie rollte den Bleistift, mit dem sie ihre Aufzeichnungen vornahm, zwischen den Fingern mit den unlackierten Nägeln hin und her.

Danach erklärte Maryleen Dupree, dass ihre psychoonkologische Hilfe sich in den tiefsten Schichten meines Bewusstseins abspielen würde, von denen man im täglichen Leben nichts merkt, selbst dann nicht, wenn man sich darauf konzentriert.

Sie stellte vor allem viele Fragen: »Wie ist das Leben mit einem Hirntumor für Sie? Können Sie sich vorstellen, dass Sie vielleicht bald daran sterben? Wie fühlen Sie sich beim Gedanken daran? Was wollen Sie in Ihrem restlichen Leben noch gern tun oder getan haben?«

Davon musste ich weinen. Maryleen Dupree nickte verständnisvoll und machte noch eine Weile weiter. »Glauben Sie an ein Leben nach dem Tod? Halten Sie sich selbst für einen besonderen Menschen? Haben Sie noch Kontakt zu Ihrem inneren Kind? Was würde Ihnen jetzt am meisten helfen?«

Sofort nahm ich eine Widerstandshaltung ein. »Wenn ich das wüsste, würde ich nicht hier sitzen.« Böse schlug ich die Beine übereinander. Sie war inzwischen neunzig Minuten damit befasst, in meinem tiefen Unterbewusstsein herumzuirren, und ich hatte Lust auf einen Cappuccino. Maryleen Dupree schien meine Gedanken lesen zu können und wartete endlich mit ein paar Beobachtungen und Schlussfolgerungen auf.

»Neben Ihrem Kummer wegen der Krebserkrankung …« Nach diesen Worten ließ sie eine kurze Stille eintreten und schaute mich durchdringend an. »Neben Ihrem Kummer wegen der Krebserkrankung, neben der Konfrontation mit Krankheit und Tod spüre ich bei Ihnen eine außergewöhnliche Fröhlichkeit. Sie sind lebendig und wollen alles entdecken. Sie leiden an Lebenshast, Ingeborg.«

Ich tat mein Bestes, um nicht in Gelächter auszubrechen. Lebenshast?

Das Wort löste in mir unmittelbare Erinnerungen an früher aus. Ich hatte es immer eilig. Fiel zu Hause bei meinen Eltern von der Treppe, weil ich als Erste auf dem Spielplatz sein wollte. Später, während meiner Studienzeit, stieß ich an einem sonnigen Tag mit der Straßenbahn Nummer 4 zusammen, weil ich nach wochenlangem Büffeln für Prüfungen, Biertrinken bis tief in die Nacht und zwei Kneipennebenjobs eingeschlafen war, als ich mich auf dem Fahrrad auf dem Weg zurück zum Studentenwohnheim befand. Die Gehirnerschütterung, die mir das einbrachte, verschaffte mir eine ruhige Woche im Bett; danach nahm ich mein altes Leben wieder auf.

»Lebenshast? Gibt es dagegen Tabletten?«

Frau Dupree schüttelte den Kopf, woraus ich schloss, dass es sich bei diesem Gespräch nicht um unser letztes handeln würde.

»Achtsamkeit ist hier das Schlüsselprinzip, Ingeborg. Sie müssen jeden Augenblick genießen, Sie leben schließlich nur einmal!«

Ich wollte Frau Dupree gern in ihrem Gedankengang folgen, konnte aber nicht anders, als einzuwenden, dass ich zwar nur ein einziges Mal, dafür aber für jeden einzelnen Tag lebe. Und dass ich mein Leben sehr gern zu einem Kunstwerk voller greller, lebendiger Farben machen will, dass aber auch ab halb sechs Uhr morgens Rotz, Erbrochenes und volle Windeln saubergemacht werden müssen. Dass ich Geld verdienen muss, um die Hypothek bezahlen und in die Ferien fahren zu können. Natürlich, Maryleen, ich genieße die kleinen großen Dinge, wie mit meinen Kindern Bücher lesen, Dinge basteln, Kuchen backen und auf den Kinderbauernhof fahren. Aber ich will auch Geschäftsfrau sein, auf neun Zentimeter hohen Stilettos Deals abschließen, atemberaubende, für die Besucher unvergessliche Events organisieren, um danach völlig erschöpft, aber unendlich zufrieden Gin Tonics zu trinken, deren Kalorien ich am nächsten Tag beim Joggen im Park wieder abbaue.

Maryleen joggt sicher nie durch den Park, vermutete ich, während ich mir ihre gemütlich breiten Hüften gründlich anschaute.

Ich vereinbarte einen Termin für die folgende Woche und stieg aufs Fahrrad, um nach Hause zu radeln, wo das Leben sich wieder auf vollen Touren drehte. Peter und ich schauten vom

Sofa aus mit einem Glas Wein zu, wie die Duplosteine durch die Gegend flogen.

»Auf die Lebenshast«, verkündete Peter. Und wir lachten wieder kurz, so wie früher.

Ich schäme mich für mein »lebenshastiges« Verhalten, gleichzeitig ist es mir aber auch scheißegal. Wenn *er*, Dr. van Vleuten van der Zaag, nur mal kurz meinen Platz einnehmen würde, was würde er dann tun? Sofort male ich mir die wildesten Szenen aus. Was ein Chirurg mit Lebenshast nicht alles erreichen könnte! Einen Psychopathen wieder auf den richtigen Weg bringen? Bei Katja Schuurman das falsche Hirnareal stimulieren und die Schauspielerin auf diese Weise unendlich verliebt in sich werden lassen? Was für eine Macht hätte der Mann verglichen mit mir!

Ich meide seinen Blick und schweige. Ich rutsche auf dem Stuhl hin und her, als könnte ich den richtigen Dreh nicht finden. Dann packe ich Peter bei der Hand. Der hat einen Ausdruck im Gesicht, den ich nicht einordnen kann.

Dr. Karel schaut uns munter an und hilft uns mit einer letzten Bemerkung über die Schwelle: »Es geht darum, dass Sie so gut wie möglich Ihr altes Leben wieder aufnehmen können, trotz dieser entsetzlichen und unvorhersehbaren Krankheit.«

Ich spüre, wie mir das JA wie von selbst über die Lippen kommt. »Das ist das Beste für uns«, murmele ich. »Wir sollten uns für die Operation entscheiden. Wir haben als Familie schon so viel geschafft – das hier werden wir auch noch schaffen.« Peter drückt mir fest die Hand.

»Dann müssen wir jetzt planen.« Fünf Minuten später stehen wir draußen, zitternd vor Aufregung. In genau zwei Monaten bin ich an der Reihe.

8.

Auch dieses Jahr, Hirntumor oder nicht, fahren Peter und ich zusammen mit unseren guten Freunden Marye, Ilse, Lex, Dries, Pauline und Oene nach Biddinghuizen, um einen alljährlichen Höhepunkt zu erleben: das *Lowlands Festival.*

Am Ziel klappen wir das Wurfzelt aus, so ein viel zu teures Teil, das man zwar in vier Minuten aufgestellt, bei dem man aber keine Ahnung hat, wie man es nach dem Festival wieder zusammenlegen muss. Letztes Mal hätten Peter und ich nach zwanzig Minuten frustrierendem Herumgezerre fast unsere Beziehung beendet, daraufhin schmissen wir das Zelt schließlich ausgeklappt in den Abfallcontainer. Aber zwischen dem Ausklappen und Abbauen liegen drei Tage und zwei Nächte des Genießens. Und zwar des Genießens mit einem großen G.

Auf dem Kalender zu Hause prangt inzwischen ein rotes Kreuz. Am Freitag, dem 1. November, lege ich mich unters Messer. Ich habe meine Auftraggeber eingeweiht und mit ihnen abgesprochen, dass ich den lang geplanten Kongress in Madrid Mitte Oktober noch für sie übernehmen werde.

Sobald ich einen Fuß auf das klebrig-feuchte Gras des Festivalgeländes setze, fühle ich mich zu Hause. Und überglücklich. Wie durchgedrehte Groupies stehen wir da und singen mit tobenden Rockbands mit. Wir tanzen wie die Wilden im Bravo-Zelt, testen im X-Ray unsere Trommelfelle, tanzen in der Hacienda Polonaise, investieren ein Monatsgehalt in Marken für Getränke und Essen, von denen ich die Hälfte in den Taschen meiner Jeans und ganz unten in meiner Handtasche wiederfinden werde, das weiß ich jetzt schon.

Neben zig Litern Bier und Baco-Cocktails gibt es auch Drogen. Es wird eifrig Hasch geraucht, und als die Nacht hereinbricht, sehe ich, dass einige meiner Freunde Ecstasy schlucken.

Wir tanzen, als würde unser Leben davon abhängen. Ich singe mit, als wäre es das letzte Mal, dass ich dieses Festival erlebe. Ich weine. Ich fühle Arme um mich und spüre Küsse auf der Wange. Wir weinen zusammen. Aber danach lachen wir wieder. Wir trinken auf das Leben, die Grasschollen fliegen herum.

Meine Freunde geben sich völlig die Kante. Ich belasse es wegen meines Tumors beim Alkohol und trinke dieses Jahr sogar ein paar Gläser Wasser zwischendurch, was sich jedoch als vergeblicher Beschwichtigungsversuch herausstellt: Epilepsiemedikamente und Mojitos passen einfach nicht gut zusammen. Gegen Mitternacht krieche ich völlig erschöpft, sturzbesoffen und mit Übelkeit ins Zelt, Peter hilft mir und zieht mir die Jeans vom Körper, deckt mich dann mit einem klammen Schlafsack zu. Ich schlafe sofort ein und werde nur einmal kurz wach, als Peter und der Rest der Bande um kurz nach sechs Uhr morgens lallend ins Zelt kommen und dabei über die Heringe stolpern.

Das Schöne an dieser ersten *Lowlands*-mit-Tumor-Runde ist, dass ich unglaublich viele Bonuspunkte sammle, weil ich als einzige relativ Ausgeschlafene und nur bedingt Verkaterte Kaffee und Frühstück für den Rest besorge. Der kriecht gegen zehn Uhr aus dem Zelt, mit rot unterlaufenen Augen und schrecklichen Kopfschmerzen.

Der echte Höhepunkt dieses Festivals ist für mich das Tattoo, das ich mir selbst bei Henk Schiffmacher zum Geschenk mache. Der ist mit seinem »Hanky Panky Tattoo«-Pop-up-Zelt auf dem Festivalgelände, und ich bitte ihn, mir mein Lebensmotto auf die Innenseite meines Arms zu tätowieren: *Dum vivimus vivamus. – Solange wir leben, wollen wir leben.* Denn so ist es!

Als wir am Sonntag nach Hause fahren, bekomme ich SMS-Nachrichten von Freunden, die mein Durchhaltevermögen loben. Ich werde böse, fühle mich diskriminiert. Als hätten sie eine Behinderte im Schlepptau gehabt. Ich bin doch noch nicht tot, verdammte Scheiße noch mal. Peter tröstet mich lachend, und schließlich gebe ich nach und lache mit: Ich weiß, dass ich seit der Diagnose ganz schön zu Dramatisierungen neige. Jetzt ist es an der Zeit, mich wieder normal zu verhalten.

Am nächsten Tag fliege ich nach Madrid, Peter kümmert sich um die Kinder. Ich sitze in einem Meeting mit Emilio Gonzales, dem knallharten, wahnsinnig gut aussehenden und schrecklich autoritären Geschäftsführer der Anwaltskanzlei, für die ich den großen Kongress organisiere. Emilio ist berühmt für seine große Ähnlichkeit mit dem Schauspieler Benicio del Torro, aber auch berüchtigt wegen seines unvorhersehbaren und zuweilen aggressiven Verhaltens. Es heißt, an einem schlechten Tag entlässt er jeden, der ihm über den Weg läuft.

Ich habe Glück: Heute ist Emilio gut gelaunt. Er trommelt rhythmisch auf der glänzenden Eichenholzplatte seines riesigen Schreibtischs herum. Die Glaswände hinter ihm gewähren einem einen Ausblick auf die ganze Stadt: Die Stadt des Prado, des Fußballs und der Tapas liegt einem einladend zu Füßen. Nachdem ich Emilio ausführlich von der Kongressplanung berichtet habe, nickt er, faltet die Hände und lässt den Blick auf dem V-Ausschnitt meines Pullovers ruhen.

»*Bueno*, gut … Gehen wir dann noch zusammen Mittagessen?« Ich folge seinem Blick auf mein Dekolletee und schaue ihn fragend an.

»Entschuldigung?«

Eine leichte Röte überzieht sein Gesicht.

»Oh, äh … Sorry. Ich möchte einfach nett mit Ihnen essen gehen.«

Genau in diesem Augenblick betritt Yolanda den Raum, die spindeldürre Marketingmanagerin, von der ich vermute, dass sie sehr unter den arbeitssüchtigen spanischen Rechtsanwälten zu leiden hat, denn die behandeln sie wie Dreck. Emilio schaltet in seine Muttersprache um. *»¿Yolanda, vienes a comer con nosotros?«* Kommst du mit zum Lunch. Yolanda schaut kurz in meine Richtung und lacht dümmlich.

»Si, por supuesto.« Aber natürlich.

Kurz darauf sausen wir zu dritt mit dem Lift nach unten und machen uns auf den Weg ins *La Máquina de Chamberi*, ein schickes Restaurant. Dort lässt Emilio Yolanda einen Tisch organisieren, während wir draußen in der Sonne warten. Sie hat ihren Auftrag gut erledigt, denn nur wenig später dürfen wir uns an einem windgeschützten, sonnigen Tisch auf der Terrasse niederlassen. Man merkt gar nicht, dass es schon Oktober ist. Ich sehe Frauen in ärmellosen Kleidern und mit nackten Beinen, und viele Leute tragen eine Sonnenbrille, weil hier so ein grelles Licht herrscht.

Während der Ober Wein und Wasser bringt, kann ich den Blick nicht von dem riesigen Krebsaquarium an der Rückwand dieses sterneverdächtigen Lokals lösen. Die in Maßanzüge gehüllten Männer und höchsteleganten Damen um uns herum schauen alle gelangweilt vor sich hin oder piksen mit dem glänzenden Silberbesteck Löcher in ihre zu Kunstwerken hergerichteten Tellergerichte. Ich finde es angenehm in dieser luxuriösen Umgebung. Niemand hier weiß, dass ich mir, wenn ich bald wieder zu Hause bin, die hohen Absatzschuhe von den Füßen schütteln und mein makelloses Outfit gegen einen Trainingsanzug eintauschen werde, um zu verhindern, dass die herumfliegenden Nudelstücke, die ich meinen Kindern einzuflößen versuche, Flecken auf meinem Prada-Dress hinterlassen. Und niemand weiß von meiner Krankheit.

Ich trinke noch einen Schluck von dem eiskalten Sancerre und lache meine Tischgenossen an. Emilio beginnt in seinem gebrechlichen Englisch mit dem starken spanischen Akzent eine Geschichte über seine neue Luxusvilla in der Sierra de Guadarrama. Er ist gerade zum dritten Mal geschieden, weil er ein Verhältnis mit einer seiner Kanzleipraktikantinnen hatte. Ich finde das hiesige »Spanglisch« (eine Kombination aus Spanisch und Englisch) normalerweise sehr charmant, aber bei diesem Mann geht es mir auf die Nerven. Beim Reden rudert er mit den Armen und stößt dabei fast die Kellnerin um, die uns die Gläser zum dritten Mal füllen möchte. So unauffällig wie möglich bedecke ich mein Glas mit der Hand und schüttele den Kopf.

In der Hektik von heute Morgen war mir erst am Flughafen aufgefallen, dass ich meine Epilepsiemedikamente vergessen hatte. Zum Glück bekam ich den zuständigen Spezialisten in der Klinik sofort ans Telefon, und der sorgte dafür, dass ich mir in der Apotheke am Flughafen Schiphol einen Notvorrat holen durfte. Trotzdem fühle ich mich schlecht, ich habe die ganze Zeit Angst, dass ich irgendwann mit Schaum vor dem Mund und wilden Zuckungen daliege.

Ich betrachte Emilio und stelle mir vor, wie ich mich mit geöffneten Beinen auf dem Eichenholzboden des Restaurants herumwälze. Nein, dann sterbe ich lieber an einem Herzanfall.

Beim nächsten Schluck Wein überkommen mich plötzlich Zweifel: Habe ich etwa einen Stringtanga angezogen? Durch den Stoff meines Rocks hindurch spüre ich die Ränder eines Miniexemplars aus Spitze. Verdammt, wenn ich wieder in Amsterdam bin, gehe ich sofort in die Stadt und kaufe mir ganz weite Boxershorts. Oder gibt es vielleicht spezielle *Epilepsiehöschen*?

Yolanda bricht plötzlich in ein lautes, schnarrendes Gelächter aus. Emilio bedenkt mich mit einem fragenden Blick.

Ich presse ein lautes Lachen hervor. Gerade noch rechtzeitig! Emilio ist schon wieder bei der nächsten Anekdote.

»Ob ich diesen Lunch als Arbeitszeit veranschlagen kann?«, frage ich mich inzwischen heimlich. Jetzt, wo es bis zur Operation nur noch zwei Wochen sind, versuche ich so viel wie möglich zu schaffen: alles Stunden, die sich bei einer selbstständigen Unternehmerin auf die Rechnung setzen lassen. Denn nach der Operation kann ich wahrscheinlich etwa drei Monate nicht arbeiten. Drei Monate! Das bedeutet, wir werden unsere finanziellen Reserven angehen müssen. Und ich muss vorher noch ranklotzen. Also lache ich noch einmal. Schließlich stimmt das Sprichwort: Beiße nie die Hand, die dich füttert.

Beim Kaffee spüre ich plötzlich Emilios klamme Hand. Er schiebt seine kurzen, dicken Finger zwischen meine.

»Das wird die beste Konferenz aller Zeiten!«

Ich nicke und lache breit in die Richtung seines kahlen Schädels.

»*¡Por supuesto!*« Ganz bestimmt.

Spontan beschließe ich, ihn ins Vertrauen zu ziehen. Mir wird bewusst, dass ich keine Erfahrung damit habe, die Geschichte von meinem Tumor mit anderen zu teilen, dass es bei diesem spanischen Salbaderer aber einen Versuch wert ist. Er kann mir den Job nicht mehr wegnehmen, und wenn nächste Woche doch etwas schiefgehen sollte, ist zumindest jemand vor Ort, der mich vielleicht ein wenig begreift.

Ich spiele ein falsches Spiel. »Emilio, bei mir steht bald eine kleine Operation an. Mir wird ein kleiner Tumor aus dem Gehirn entfernt. Ich hatte da ein bisschen Pech.« Ich schenke ihm ein extra breites Lächeln. »Aber danach ist dann wieder alles bestens.«

Emilio reagiert, wie man das von einem Spanier erwarten

würde. Er ruft »Oh Gott!«, gefolgt von ein paar spanischen Kraftausdrücken, aber ich kann an seinem Gesicht ablesen, dass die an meinen Hirntumor gerichtet sind, nicht an mich. Dann erkundigt er sich, ob ich die Konferenz denn unter diesen Umständen organisieren kann und will.

»Ja!« Ich nicke und nehme seine Hand fest in meine, um meinen Worten Nachdruck zu verleihen. Dann zieht er mich in seine Arme, gerade als Yolanda auf ihren hohen Absätzen angetrippelt kommt. Sie zieht die Augenbrauen hoch, während sie die Kreditkarte der Firma aus der Tasche zu wurschteln versucht. Flirte ich da etwa gerade ihren Chef an?

Um Yolanda kümmere ich mich dann ein andermal, mein Flugzeug wartet. Wir küssen einander flüchtig auf die Wange (Yolanda belässt es bei einer ausgestreckten Hand), und ich besteige ein Taxi in Richtung Madrid Barajas, Flughafen.

Unterwegs spüre ich, wie mein Handy vibriert, Emilio hat mir eine Nachricht geschickt: »Danke für Ihr Vertrauen. Bis nächste Woche, passen Sie gut auf sich auf. Küsschen.«

Erleichtert sitze ich im Flugzeug nach Amsterdam.

9.

In der mit viel Marmor und Kronleuchtern ausgestatteten Lobby des todschicken Ritz in Madrid befinden sich hundertzwanzig Rechtsanwälte aus Europa, dem Mittleren Osten und Afrika. Alle unterhalten sich lebhaft.

Die Anwälte nippen an Champagnergläsern, während ihre Rollkoffer auf die Zimmer gebracht werden. Ich verteile das Kongressprogramm und erkläre, dass die Teilnehmer um sieben Uhr zur Cocktailparty und zum Dinner abgeholt werden.

Alle erscheinen pünktlich zur Abfahrt des Busses, und so kommen wir nach einer halben Stunde am *Puerta 57*, ausgesprochen »Pwerta sinkwentasjete« an – einem hochgelobten Restaurant in Bernabéu, im Stadion von Real Madrid, von dem aus man auf das Spielfeld schaut. Zwischen den Gängen erscheinen einige Real-Spieler, unter anderen Álvaro Arbeloa und Xabi Alonso, um die Teilnehmer zu begrüßen. Es wird gelacht, geredet und getrunken. Emilio nickt mir zu und hält den Daumen hoch. Alles läuft fantastisch! Ich fühle mich stolz und glücklich, es herrscht eine angenehme Atmosphäre. Hoffentlich läuft morgen auch alles so gut.

»Viel Erfolg mit deinem Kongress, Süße. Ich würde dich gern sehen!«, schreibt mir Fransje in ihrer SMS. Sie kommt morgen Nachmittag aus Barcelona nach Madrid.

Inzwischen bin ich im Bus, der uns zurück zum Hotel bringen soll, aber einige Konferenzteilnehmer wollen noch losziehen, um das Nachtleben von Madrid kennenzulernen. Ich stehe neben dem Fahrer und wedele mit dem ausgedruckten

Programm für morgen, dabei rufe ich ins Mikrofon: »Morgen wird es anstrengend, also brauchen Sie Ihren Schlaf!«

Glasige Blicke, hier und da Gelächter – mein Rat wird in den Wind geschlagen. Was wissen blonde Eventmanagerinnen wie ich schon vom Durchhaltevermögen eines Anwalts?

Es ist Emilio, der zu meiner Rettung herbeieilt. Er schnappt sich das Mikrofon und redet auf die im Bus anwesenden Anwälte ein. Er erklärt, dass morgen der ehemalige Außenminister eine Rede halten wird und wir unmöglich zu spät erscheinen oder halb schlafend im Saal sitzen können. Er schlägt vor, dass alle auf Kosten seiner Kanzlei noch ein Getränk an der Bar im Ritz zu sich nehmen.

Seine Worte werden mit Applaus quittiert. Er zwinkert mir zu.

»So macht man das.«

Was für ein lächerlicher Abgang. Ich beiße mir auf die Unterlippe. Als könnte ich das Ganze mit meinem Hirntumor nicht gut managen. Trotzdem überrasche ich mich mit meinem Mikrofon in der Hand in diesem Bus selbst: Während alles in mir wegen der Kränkung aufschreit, spreche ich in meinem liebreichsten, sanftesten Ton zu den Leuten. Ich danke Emilio und seiner Kanzlei ganz herzlich für den herrlichen Abend im Puerta 57. Dann lobe ich seinen ausgezeichneten Vorschlag, noch einen Absacker in der Hotelbar einzunehmen.

Kurz darauf stehe ich auf meinen hohen Absätzen in der zum Bersten vollen Bar des Ritz, schwanke auf dem tiefen Teppich. »Whiskey on the rocks«, »Martini Punch«, »Cuba Libre«, ertönt es um mich herum – ganz offensichtlich hat niemand vor, es bei einer Cola zu belassen. Ich bestelle einen Gin Tonic, der hier in einer Art Goldfischglas serviert wird, mit einer Gurkenscheibe und gelben Spiralen: Zitrone?

Ich unterhalte mich mit ein paar Leuten, die ich noch vom letzten Event her kenne, und schaue mich zufrieden um. Dann sehe ich Emilio, der sich neben mich gestellt hat. Er lehnt sich nonchalant über den goldenen Tresen und schiebt sich eine dunkle Haarlocke aus der Stirn. Wir prosten einander zu.

»Auf die beste Konferenz aller Zeiten!«

Ich lache die Frustration und den Schmerz in der Brust von gerade eben weg und schaue ihn an. »Danke, Emilio.«

Er bestellt sofort noch zwei Gin Tonic, die der in einen gut sitzenden Anzug gekleidete Bartender fachkundig zusammenmischt. Wir prosten einander wieder zu, unsere Gläser stoßen klirrend zusammen. Es ist immer noch schrecklich voll, deswegen merke ich kaum, dass er mir eine Hand auf den Hintern legt. Meine Beine fühlen sich schwer an vor Müdigkeit, und durch den Alkohol fühle ich mich ganz leicht im Kopf. »Ich will ins Bett!«, ruft ein Stimmchen von ganz hinten in meinem Bewusstsein.

Ich beschließe, auf meine Vernunft zu hören, und stoße Emilio leicht in die Seite. »Ich gehe schlafen, bis morgen.«

Er stellt sein Glas auf dem glänzenden Tresen ab und ruft dem Barmann etwas auf Spanisch zu. Danach begleitet er mich durch die Lobby zum Lift. Was für ein Gentleman!

Am Aufzug angekommen drückt er auf den Knopf für den achten Stock und flüstert mir ins Ohr: »*Dum vivimus vivamus* … Ich habe das Tattoo auf deinem Arm gesehen.«

Damit trifft er mich. Mein Lebensmotto erinnert mich zwar an den Tumor, vor allem aber auch an die Freude und die Wahrheit der Gegenwart. Am liebsten würde ich meine Kopfschmerzen ignorieren, zurück zur Bar rennen und noch etwas trinken, und dann würde ich Emilio von meiner Operation nächste Woche erzählen, ihm sagen, dass ich Angst davor habe, mich gleichzeitig aber auch riesig darauf freue.

Ich höre einen kurzen Klingelton, die Türen öffnen sich, und wir betreten den riesigen Lift von der Größe eines Badezimmers. Nur der kleine Liftboy Abele fehlt mir noch, der aus dem berühmten Kinderbuch von Annie M. G. Schmidt. Der Gin Tonic hat ganze Arbeit geleistet: Ich kann nur noch dumm kichern und nutze die Gelegenheit, um selbst Abeles Rolle zu übernehmen. »Welche Etage darf es sein?« Ich werfe mich in Pose.

Emilio quittiert das mit einem Grinsen. Ihm hängt ein Faden Speichel von der Lippe. Er macht zwei große Schritte auf mich zu. Wieder kommt dieses wiehernde Lachen aus meinem Mund – ich hätte nicht so viel trinken sollen.

»Tanzen wir?«, will ich wissen. Ich versuche, so gut es mir noch gelingt, auf meinen neun Zentimeter hohen Hacken ein paar entsprechende Schritte zu vollführen. Beide brechen wir in Gelächter aus.

Dann steht er plötzlich genau vor mir. Er presst mich gegen die Rückwand des Aufzuges, die nur aus Spiegeln besteht, und drückt seine Lippen auf meine. Ich schaue ihm in die schwarzbraunen Augen und spüre eine kurze Verwirrung, denn bei genauerem Hinsehen ist Emilio unglaublich sexy. Sein starker Mundgeruch nach Alkohol und Zigaretten lässt mich hochschrecken: Ich wollte ins Bett, jetzt bin ich aber kurz davor, mich in einem Zungenkuss mit meinem Auftraggeber zu verlieren.

Er hat mich inzwischen am Hintern gepackt. Seine Worte sind ein Keuchen.

»Komm, wir gehen zu dir. Das Hirn werde ich dir rausficken.«

Ich werde ganz steif. Emilios nach Alkohol und Tabak stinkende Ausdünstungen lösen in mir plötzlich ein intensives Bedürfnis nach frischer Luft aus. In meinem Magen dreht sich alles. Mit einer Hand taste ich nach den Aufzugknöpfen. Einige Sekunden später höre ich ein erlösendes Geräusch, die Türen öffnen sich. Ich zwänge mich an Emilio vorbei nach draußen. Der steht mit halb geöffneter Krawatte da und versucht mich bei der Hand zu nehmen.

»Fick dich«, bekomme ich gerade noch heraus und renne den Flur herunter. Durch einen stechenden Schmerz in den Fersen kündigt sich eine große Blase an – mehr als vier Stunden auf diesen hohen Absätzen sind eindeutig zu viel, aber ich ignoriere das und renne weiter. Als ich die Zimmernummern erkenne, stelle ich fest, dass ich auch noch im verkehrten Stockwerk ausgestiegen bin. Zwei Etagen zu niedrig. Egal. Nur weg von diesem Wichser.

Er ist mir nicht gefolgt. Ich erreiche das Ende des Flurs, ohne jemanden hinter mir zu hören. Dort reiße ich die Tür zum Treppenhaus auf und klettere zwei Stockwerke nach oben. Keuchend komme ich in der achten Etage an, wühle im Laufen in meiner Tasche nach der Karte, die als Zimmerschlüssel dient. Ich stoße die Tür auf und stehe plötzlich wieder auf dem weichen Wollteppich des Hotelflurs. Weniger als eine Minute später habe ich Zimmer 824 erreicht. Karte in den Schlitz, grünes Lämpchen, Piepsen, geschafft! Ich schleudere mir die Absatzschuhe von den Füßen, ziehe mir die Strumpfhose herunter und setze mich auf die Toilette. Jetzt kommen mir die Tränen.

Seltsamerweise hatte ich gar keine Angst vor diesem spanischen Schleicher, nur vor mir selbst und meinem Drang, mich der Lebenshast hinzugeben, als müsste ich morgen sterben. Das ganze Hotel erscheint mir plötzlich wie die Kulisse zu einem Film über die letzten Tage meines Lebens, in der ich mit jeder Minute verrückter werde. Ich will überall mitmachen, als hätte sich nichts geändert, dabei ist alles anders. Ich bin krank, tue aber so, als gäbe es überhaupt kein Problem. Hänge mit den Nägeln in der eingerissenen Fassade meines eigenen Lebens und suche wild nach Lichtblicken: dem Lachen neben der Träne, dem Fest des Lebens neben dem Schatten des Todes.

Ich schnäuze mir die Nase in ein Stück Toilettenpapier. Ich wünsche mir, dass diese Veranstaltung ein Erfolg wird, dass alles so läuft, wie ich es mir wünsche. Wie gern würde ich trinken, tanzen, spüren, wie die Lebenshast durch meine Adern strömt, und alles genießen. Auf keinen Fall wollte ich von diesem Emilio angefallen werden, der ganz offensichtlich vergessen hat, dass in meinem Kopf mit meinem Gehirn und dem Tennisball als Extra schon genug los ist.

Seltsamerweise muss ich dann ganz laut lachen. Über diesen einflussreichen Spanier, der zu einer unheilbar kranken Frau mit einem Tumor im Kopf sagt, dass er ihr gleich das Hirn rausficken wird. Das ist doch vollkommen absurd. Ich schaue auf die goldene Uhr auf dem goldenen Nachttisch. Es ist halb zwei Uhr nachts, und meine Familie liegt längst im Bett, sonst hätte ich Peter sehr gern mit einem Anruf geweckt.

Am nächsten Tag kommt Fransje spät abends bei mir an. Sie ist mit der Metro vom Flughafen zum Hotel gekommen und liegt jetzt auf dem Bett. Sie schüttelt sich vor Lachen. Ihrer Meinung nach wäre es fantastisch gewesen, »wenn du eine Woche vor einer lebensbedrohlichen Operation noch schnell mit einem Rechts-an-walt ins Bett gegangen wärst«. Sie spuckt das Wort in drei Silben aus und hat dabei etwas Schmutziges im Blick. Jetzt liegen wir lachend zusammen auf dem Bett.

Ich rolle mich über die Seite zur Minibar und hole eine Flasche Wein heraus. Jetzt geht's los! Wir stoßen auf das Leben an. Dann machen wir uns mit unseren schicksten Sachen zurecht – die mörderisch hohen Stilettos überlasse ich Fransje und entscheide mich für flache Schuhe – und machen uns auf den Weg in die Stadt.

An einem kleinen Tisch in einer Nebenstraße der Plaza del Sol schwelgen wir in Erinnerungen an die Whitney-Houston-Platte, zu der wir immer in meinem Zimmer getanzt haben. »Und weißt du noch, unsere Ferien in Portugal?« Fransje lacht, aber es ist eine schmerzliche Erinnerung: Wir sind mit dem

Rucksack durch die Serra de Estrela gezogen, auf einer Route durch alte Dörfchen, und waren zwei Wochen lang krank, weil uns das Essen nicht bekam und wir irgendwo aus dem falschen kleinen Springbrunnen getrunken hatten. Von da an buchten wir immer *all inclusive*, und nachdem wir beide Mutter geworden waren, fuhren wir nur noch übers Wochenende zusammen weg. Bisher jedenfalls, denn jetzt stehen für mich bis auf Weiteres vor allem Exkursionen ins Krankenhaus an.

An diesem Abend in Spanien lasse ich kurz die unwirkliche Angst zu, die Angst davor, zu früh von dieser Welt gehen zu müssen. Fransje weint und stellt mir ganz viele Fragen. »Das klappt sicher alles gut mit der Operation. Aber was kann schlimmstenfalls passieren?«

Ich weine mit ihr und fasse die Risiken zusammen, die Dr. van Vleuten van der Zaag mir vor einigen Wochen unterbreitet hat. »Lähmungen, zeitlich begrenzt oder für immer – mein Tumor befindet sich nun einmal dicht an meinem Bewegungszentrum. Ganz vielleicht eine Komplikation, an der ich sterben kann. Aber wenn es gut geht, dann kann man achtzig Prozent des Tumors wegholen, und ich komme wieder eine Weile über die Runden.«

Erst jetzt, als ich es mit der Frau mir gegenüber teile, die schon seit fünfundzwanzig Jahren meine beste Freundin ist, dringt zu mir durch, was das Ganze eigentlich bedeutet. Hier geht es um mich! Es geht um mein Leben, das ich erfolgreich bewältigen muss, unter diesen unsicheren Umständen, die nun meine Welt bestimmen, in der alles, was ich gewesen bin, zu gleicher Zeit wie weggewischt und allgegenwärtig ist. In der ich für immer eine dem Tode geweihte Hirntumorpatientin bin.

Trotzdem verspüre ich gleichzeitig die Kraft in mir, diesem Kummer zu widerstehen. Die haben wir alle, auch wenn jeder behauptet, es wäre nicht so. Wie oft hört man nicht Leute sagen, sie »könnten nicht weiter«?

Ich, Ingeborg, habe so viele Schicksalsschläge, schlimme Scheiße und traurige Dinge durchgestanden – jetzt kann ich nicht mehr. Ich hole tief Luft.

»Aber das hier schaffe ich. Ich muss es einfach schaffen!«

Ich nehme Fransje bei der Hand und schaue ihr ins tränenüberströmte Gesicht. »Niemand weiß, wie lange er noch zu leben hat – Menschen aller Altersgruppen sterben. Ich muss wohl akzeptieren, dass das Leben schön ist, solange es mir geschenkt wird.« Ich ziehe die Nase hoch und wische mir die Tränen ab. »Natürlich habe ich Erwartungen und träume davon, wie es sein könnte: ich als Mutter zweier pubertierender Kinder, ich mit fünfundsechzig, ich mit achtzig, ich als Oma. Aber nichts davon wird in der Zukunft stattfinden, alles passiert immer in der Gegenwart. Nur die Gegenwart existiert. Sonst nichts. Und ich werde dafür sorgen, dass es verdammt noch mal schön wird.«

Fransje schaut mich an und lächelt durch ihre Tränen hindurch.

Mit einem »Namasté« beende ich meinen Vortrag. Ich verschränke die Finger ineinander und senke den Kopf – hoch lebe der Yogalehrer, der mir das beigebracht hat. Fransje und ich klatschen einander ab (*High Five!*), ich drücke ihr einen Kuss auf den Mund. »Und jetzt durchbrechen wir den Alltagstrott und gehen tanzen, liebe Freundin.«

Kurze Zeit später stehen wir in der Schlange vor dem *Joy Eslava*, besser bekannt als der beste, coolste, beliebteste und krasseste Club von Madrid. Viele Leute wollen nach drinnen, deswegen finden an der Tür kritische Kontrollen statt. Fransje zieht sich die Stiefel mit den hohen Absätzen an; unterwegs hatte sie die aus Angst vor Blasen ausgezogen. Der Türsteher macht ein abweisendes Gesicht, aber Fransje erklärt ihm in fließendem Spanisch, dass wir einen Tisch im VIP-Bereich reserviert haben, und fünf Minuten später sind wir drinnen.

Auf der Tanzfläche tummeln sich schwitzende Spanier. Wegen des Vorfalls mit Emilio gestern steht mir der Sinn eher danach, mich an die Bar zu stellen. Mit dem VIP-Bereich ist es natürlich nichts, wir hängen zusammen mit sturzbesoffenen Spaniern zwischen dem Pöbel am Tresen fest, amüsieren uns aber trotzdem köstlich.

Nach einer Stunde fängt Fransje an zu schwanken, die Blasen an den Füßen lassen ihr keine Ruhe mehr. In mir wächst das Gefühl, dass ein epileptischer Anfall bevorsteht – ich bin müde, betrunken und überreizt wegen der Discolichter in dem überfüllten Club. Der Taxifahrer setzt uns ordentlich vor dem Hotel ab, und kurze Zeit später liegen wir in Löffelchenstellung im Queensize-Bett und wachen erst wieder auf, als uns die Hotelangestellten das Frühstück bringen.

Fransje kommt schimpfend durch die automatischen Türen der neurochirurgischen Abteilung im VUmc spaziert, einen riesigen Rollkoffer im Schlepptau.

»So eine blöde Scheiße«, ruft sie. »Diese Vollpfosten bei der KLM können von mir aus allesamt tot umfallen. Ich hatte schon wieder zwei Stunden Verspätung.«

Meine Mutter räuspert sich missbilligend, und sechs Paar Augenbrauen heben sich. Ich sitze mit Peter, den Kindern, meiner Mutter und ihrem Freund im Warteraum an der Rezeption, wo ich mich für die Aufnahme melden muss.

»Ach, sorry« macht Fransje weiter. »›Tot‹ steht jetzt natürlich auf der Liste mit den verbotenen Begriffen! Aber ›blöde Scheiße‹ darf ich ja wohl sagen?«

Peter schaut meine beste Freundin ermahnend an, bricht jedoch danach zusammen mit mir in Gelächter aus. Ich bin auffällig relaxed, was meiner Mutter zufolge an den Bachblütentropfen liegt, die sie mir verpasst hat: eine »Erste Hilfe bei Stress und Paniksituationen«, aus Blütenextrakten. Dass der Extrakt zur Konservierung auf Brandy basiert, hat meine Mutter ganz offensichtlich vergessen.

»Die Bachblüten wirken wirklich richtig gut, Mama«, sage ich zu ihr.

Meine Mutter ist sichtlich stolz auf die Verbesserung meines emotionalen Wohlbefindens und beugt sich zufrieden über meine Tochter, die in ihrem Buggy vor sich hin brabbelt. Ihr großer Bruder flitzt inzwischen über den Flur und amüsiert sich mit den automatischen Türen auf der Abteilung.

Ich schaue auf die Uhr: Es ist fünf vor elf vormittags, und ich frage mich, was wir schon so früh im Krankenhaus sollen, wo ich doch erst morgen operiert werde – aber dann steht plötzlich Dr. Karel van Vleuten van der Zaag vor unserer Nase. Juhu! Peter und ich springen auf und laufen schnell hinter ihm her, um zu verhindern, dass meine Mutter auch ihm ein Fläschchen Brandy mit Blütenextrakt anbietet. Das scheint mir übrigens nicht nötig, denn Dr. Karel wirkt absolut entspannt.

Wir besprechen, was bis morgen früh passieren soll: Mir muss Blut abgenommen werden, es sind Fragebögen auszufüllen, und von Mitternacht bis zur Operation muss ich nüchtern bleiben. Wie nebenbei vermeldet Dr. van Vleuten van der Zaag, dass er guter Hoffnung ist, den Epilepsieherd wegoperieren zu können, dass er dabei jedoch wahrscheinlich auch einen Teil meines Gedächtnisses entfernen wird.

Was uns betrifft, gibt es nicht den geringsten Zweifel. Wir sprudeln förmlich über vor warmen Gefühlen und Enthusiasmus über das, was morgen passieren wird. Was interessiert mich mein Gedächtnis.

Der Rest des Nachmittags verläuft ohne Komplikationen. Bis meine Familie sich verabschiedet. Es fällt mir sehr schwer, die Kinder meiner Mutter »zu überlassen« – sie wird in den kommenden Tagen auf die beiden aufpassen. Ich wuschle Tygo das

Haar und spüre, wie die Tränen auf den Kopf meiner Tochter fallen. »Mama muss ein Weilchen hierbleiben, meine Süßen, ich bin ganz schnell wieder zu Hause.« Ich nicke ihrer Oma zu. Meine Mutter schaut mich an, die Augen voller Tränen. »Pass gut auf die beiden auf, liebe Mama.«

Ich spüre ihre Lippen auf meiner Wange. »Überlass jetzt einfach alles den Spezialisten, Schatz. Es wird alles gut.«

Ich schaue ihr nach, wie sie nervös in Richtung Drehtür läuft, mit Tygo an einer Hand und Eline im Buggy.

Peter und Fransje bleiben noch ein bisschen bei mir. Wir trinken mit ein paar von meinen Freundinnen, die vorbeischauen, ein Bier – um kurz Tschüss zu sagen, nicht um Abschied zu nehmen, denn ich habe immer noch vor, diese Operation gut zu überstehen.

Am Abend lese ich ein beklemmendes Buch über die Nachwirkungen des Spanischen Bürgerkrieges, *Der Feind meines Vaters*, von Almudena Grandes.

Zwischendurch lerne ich meine Zimmergenossen kennen: zwei Patienten, die an der Hüfte operiert werden und zwei, die auch auf der Liste für eine Hirntumorentfernung stehen.

Die Frau im Bett mir gegenüber, Frau Judith Beulink, kommt mit einer riesengroßen Pillendose herein. Als ich vorsichtig nachfrage, stellt sich heraus, dass es sich um Ergänzungsmittel handelt. Sie machen einen Teil der orthomolekularen Therapie aus, die man für sie entworfen hat, um das Tumorwachstum zu bremsen. Judith hat nämlich schon seit neun Jahren Lungenkrebs und muss jetzt operiert werden, weil einer dieser Tumore gestreut hat. Ich erschrecke. Das kann natürlich auch passieren, dass man nicht nur Krebs im Kopf hat, sondern auch noch an anderen Stellen.

Als ich in eine Sirupwaffel beiße, die mir Fransje dagelassen hat, schreit sie laut quer durch den Raum: »Von zu viel Zucker bekommt man Krebs.« Dazu schüttelt sie enthusiastisch die Faust. »Allerdings habe ich natürlich schon Krebs, also was soll's«, fügt sie hinzu. Ich lege die Sirupwaffel weg. Meine Augen füllen sich mit Tränen, und die kann ich nicht zurückhalten.

»Was ist denn jetzt schon wieder?«, erkundigt sich Judith mit teils gespielter, teils echter Verblüffung aus dem Bett mir gegenüber.

»Ich habe doch auch schon Krebs«, sage ich schließlich. »Krebs, im Kopf.« Ich deute hin. Wieder Tränen. Eigentlich finde ich meine Traurigkeit unangebracht, aber ich kann so kurz vor dem Tag des Urteils nicht mehr so viel Zurückhaltung aufbringen.

Judiths Gesicht wird weich. »Ach ja, ab und zu vergesse ich einfach, dass ich schon acht Jahre Behandlung hinter mir habe … Davon stumpft man ein bisschen ab, verstehst du? Ich will dich nicht traurig machen.« Sie lacht mir zu, ihre blauen Augen funkeln dabei. Diese Begegnung gibt mir Halt – was für eine tapfere Frau!

»Und hast du dann auch Chemo bekommen? Oder Bestrahlungen?« Ich versuche, die Neugierde in meiner Stimme zu verbergen. Judith setzt sich im Bett auf, das Eis ist gebrochen.

»Aber sicher. Krebs, das bedeutet Chemo. Und Chemo bedeutet einen kahlen Schädel. Und Bestrahlungen sind einfach zum Kotzen, im wahrsten Sinne des Wortes. Vor allem die Nebenwirkungen sind schlimm. Verstopfung, Übelkeit. Ich konnte nicht einmal mehr Wasser trinken, alles kam wieder raus.«

Ich nicke und fühle mich wie ein kleines Kind, als ich mir weinend über das Gesicht fahre. Am liebsten würde ich aus dem Bett steigen, um meine neue Freundin zu umarmen, aber eine Schwester unterbricht unser Gespräch: Wir müssen schlafen. Die Vorhänge um unsere Betten werden zugezogen, und die Beleuchtung wird gedimmt.

Seltsamerweise bin ich fix und fertig. Trotz der Unruhe auf dem Gang und den hin und her rennenden Schwestern falle ich schon bald in einen traumlosen Schlaf.

Um sechs Uhr morgens werde ich von Alieke geweckt, einer sehr freundlichen Krankenschwester. Ich muss duschen und mir die Haare mit desinfizierender Jodseife waschen. Während ich mir das rote Zeug ins Haar schmiere, fühle ich mich plötzlich schrecklich einsam mit diesem Scheißtumor im Kopf und der schweren Operation vor mir.

Nach dem Duschen steht Schwester Alieke schon da und wartet mit einem winzigen Becher Wasser auf mich: Ich darf mit einem einzigen Schluck meine Epilepsiepillen herunterspülen. Der andere Schluck ist für eine gelbe Lorazepam-Tablette, die gegen die Nervosität helfen soll. Ich schlucke alles brav herunter, werfe mich in das blaue OP-Hemdchen und suche nach dem Slip. Hinter mir höre ich eine tiefe Männerstimme.

»Heute keinen Stringtanga, Frau van Beek?«

Peter steht lachend im Türrahmen. Er ist früh aufgestanden, um sich von mir zu verabschieden. Unter den Augen hat er dunkle Ringe, er lässt ein bisschen die Schultern hängen. Ich bin kurz davor, die Schwester zu bitten, auch Peter eine gelbe Beruhigungspille zu verabreichen. Innerhalb einer Viertelstunde bekomme ich einen Lachanfall, der gar nicht mehr aufhören will. Der wirkt ansteckend: Peter und ich rennen über den Flur – ich mit nacktem Hintern, denn wie sich herausstellt, ist das OP-Hemd viel zu kurz für eine Frau von einem Meter achtzig. Bei jedem Weißkittel, der mir entgegenkommt, mache ich mir vor Nervosität fast ins kaum vorhandene Hemd.

Das Pflegepersonal möchte, dass ich mich wieder hinlege. Als es erst mal so weit ist, will ich etwas Liebes zu Peter sagen, ihm erklären, dass ich das Leben mit ihm bisher ganz fantastisch fand, dass alles gut wird, aber während er meine Hand hält, schlafe ich ein.

Ein stechender Schmerz in meinem Arm. Eine Schwester zieht kurz an meiner Infusion. Ich öffne die Augen. Durch die verdammte gelbe Pille habe ich ein ganzes Stück verpasst. Jetzt wird mir klar, dass der Morgen des ersten November angebrochen ist: Man fährt mich in den Operationssaal.

Ich spüre Peters Lippen auf meinen.

»Ich liebe dich, Schatz – zeig's denen allen!«

Durch die Beruhigungspille hindurch versuche ich tapfer zu lächeln. Dann öffnet sich die Schleuse, und wir winken einander zum Abschied zu. Ob es ein Abschied für immer ist, weiß ich zu diesem Zeitpunkt noch nicht.

»Frau van Beek, die Operation ist vorbei.«

Nach einem siebeneinhalbstündigen Eingriff wache ich mit einem Gefühl auf, als hätte mich ein Traktor überfahren. Ich habe Schmerzen, ich habe Angst. Ich höre medizinische Fachbegriffe, habe schrecklichen Durst und sehe überall um mich herum hektisch herumlaufende Ärzte in blauen Kitteln und mit Mundschutz. Die Geräusche drängen sich mir gewaltsam auf, alles ist mir zu viel, und vor allem das grelle Licht kann ich kaum ertragen. Dann erscheint das Gesicht meines Chirurgen über mir: »Alles ganz großartig verlaufen, Ingeborg. Wir haben mehr als neunzig Prozent von Ihrem Tumor entfernt.«

Dr. van Vleuten van der Zaag lächelt. Ich will zu ihm sagen, dass er mich lieber ein für alle Mal erledigen soll, denn ich fühle mich ganz abscheulich und kann den linken Arm und das Gesicht nicht bewegen.

»Ah, ein paar Ausfälle auf der linken Seite! Das wird schon wieder, wirklich, das ist zeitlich begrenzt.«

Ich bin völlig verblüfft, mir spuken allerlei Fragen im Kopf herum. War es schön in meinem Gehirn? War es interessant genug, oder hat er sich manchmal auch ein bisschen gelangweilt?

Jetzt weiß ich, dass ich noch lebe, dass ich noch denken

kann. Dann bekomme ich eine Spritze, ein Arzt platziert eine Morphiuminjektion in meinem Oberschenkel.

Ich werde auf die Intensivstation mit mittlerer Betreuung gebracht. Fransje und Peter sind schon da, sie weinen. Ich kann nur lächeln. Und schlafen.

Eine Woche später. Ich sitze aufrecht im Krankenhausbett, fahre vorsichtig über den Reißverschluss auf meinem Schädel. Ich sehe, wie sich der Mund meines Chirurgen bewegt, und nehme die erlösende Neuigkeit in mich auf: Der Pathologe hat das aus meinem Kopf entfernte Tumorgewebe untersucht, und wie erwartet habe ich tatsächlich einen Tumor niedrigeren Grades. Dr. Karel erklärt mir, dass es sich um ein Astrozytom zweiten Grades handelt, einen langsam wachsenden Tumor. Dasselbe gilt für die kleinen Stücke Tumorgewebe, die er im Schädel belassen musste, damit keine Schäden an Nerven und Blutgefäßen entstehen. Mit halbjährlichen Scans wird man diese Reste beobachten, aber fürs Erste sind weder Chemotherapie noch Bestrahlung notwendig.

Ich lache, soweit das geht. Mein Gesicht ist von den Wassereinlagerungen unter der Haut geschwollen und blau, und rechts befindet sich auf der Höhe meiner Schläfe eine Wunde, weil dort mein Kopf mit einer Klammer fixiert wurde.

»Vielen Dank!«, murmele ich.

Aus meinen fanatischen Google-Recherchen weiß ich, dass ein Tumor zweiten Grades mir noch einiges an Zeit gewährt. Im Durchschnitt gibt man »Leuten wie mir« ungefähr acht Jahre. Obwohl natürlich alles Mögliche passieren kann. Jeder Hirntumor verhält sich letzten Endes bösartig und wächst schnell.

Ich nehme mir vor, mich von nun an in kleinen Schritten auf die Zukunft zu freuen. Erst drei Monate Reha und dann jedes halbe Jahr einen MRT-Scan.

Jetzt erst mal raus aus dem Krankenhaus, nach Hause. Ich

schaue mich noch einmal im Zimmer um und entdecke an der Pinnwand hinter mir einen Artikel, den mir mein lieber Freund Dries bei seinem Besuch letzte Woche mitgebracht hat.

DIE POSITIVEN AUSWIRKUNGEN EINER LEBENSBEDROHLICHEN KRANKHEIT lautet die Überschrift. Wegen meiner Kopfschmerzen konnte ich den Text nicht selbst lesen, aber Dries hat ihn mir vorgelesen. Ich begriff, dass »die Konfrontation mit Schmerzen und ernsten, lebensbedrohlichen Ereignissen eine hervorragende Chance bietet, sich persönlich weiterzuentwickeln«.

Eine positive Herausforderung. So empfinde ich es.

10.

»Es wird schon wieder«, antworte ich immer wieder auf die Frage »Wie geht es dir denn jetzt?«, die man mir mindestens zehnmal am Tag stellt. Die Operation ist jetzt sechs Wochen her.

Wenn ich einen guten Tag habe, gebe ich auch gern nähere Auskünfte.

Ich bin am Kopf operiert worden. Das bedeutet, dass ich noch alles weiß, was ich einmal wusste, aber nicht mehr alles kann, was ich einmal konnte.

Aber ich bin auch diejenige, in deren Körper sich das abspielt. Deswegen verfolge ich aufmerksam, was in mir drinnen vor sich geht, und ich bin neugierig darauf, wie sich alles weiterentwickelt.

Damit habe ich viel zu tun: mit der Suche nach meinem alten Ich. Die ganze Reha, das Bewegen wie früher, Sprechen wie vor der Operation, all das ist einfach im Vergleich zu dem, was sich in meinem Kopf abspielt. Meine Denkgeschwindigkeit ist verlangsamt, ich kann mich nur schlecht konzentrieren. Wie sich herausstellt, funktioniert noch nicht alles in meinem Gehirn wieder so gut wie vorher. Das ist zwar zeitlich begrenzt, meint Dr. Karel van Vleuten van der Zaag, aber trotzdem ist es sehr störend. Immer wieder erlebe ich eine Art »Kurzschluss« im Kopf. Dann läuft plötzlich alles kreuz und quer durcheinander. Die Informationen in meinem Kopf führen keine Kreisbewegung mehr aus, sondern Anfang und Ende gehen verloren. Meistens reagiere ich dann böse, hin und wieder auch mit verbaler Aggression. Manchmal fahre ich einfach so wie aus dem

Nichts Peter an, und erst, wenn er dann darauf reagiert, merke ich, dass ich mich grob verhalte.

Außer letzten Donnerstag. Mir steigt immer noch die Röte ins Gesicht, wenn ich daran denke. Ich ging zum ersten Mal wieder allein aus dem Haus, wollte meine Freundin Inge in Haarlem besuchen. Mit dem Bus, denn Auto fahren darf ich vorerst noch nicht. Die Wahrscheinlichkeit, dass ich einen epileptischen Anfall erleiden könnte, ist noch zu groß.

Mit meinem Blumenstrauß in der Hand stand ich da und wartete auf die Linie 176. Mit Handschuhen an den Händen und einer Mütze auf dem Kopf, damit meine Narbe vor Kälte geschützt ist (sonst bekomme ich Schmerzen).

Als der Bus in Sichtweite kam, hob ich, wie es sich gehörte, meine Hand mit dem Handschuh dran. Der blaue Bus hielt an. In Gedanken versunken steige ich ein und suche nach einem Sitzplatz. Eigentlich bin ich sogar ein bisschen stolz auf mein Abenteuer: Ich habe mich allein auf den Weg gemacht. Ich starre aus dem Fenster und überlege mir, was ich wieder alles tun werde, wenn ich mich bald wirklich wie die Alte fühle, also ohne Kopfschmerzen und dafür mit viel Energie.

Als der Bus weiterfährt, schießen mir plötzlich die Regeln für den öffentlichen Nahverkehr durch den Kopf: Ich hätte natürlich gerade mit meiner Chipkarte einchecken müssen. So was Blödes! Das habe ich ganz vergessen. Ich hole die Karte aus der Tasche und mache ein paar Schritte auf den Apparat zu. Der funktioniert aber nicht, wie sich herausstellt. Piep! Ein rotes Signal. Ich stehe da und wedele mit der Karte vor dem Apparat herum, als sich die Türen plötzlich öffnen.

»So, meine Damen und Herren, Kontrolle! Die Fahrausweise bitte.«

Erschrocken schaue ich auf die uniformierten Männer und

die Frau, die den Bus betreten. *Mist*, denke ich. *Mist*, *Mist*, *Mist*. Die Frau ist noch zwei Schritte von mir entfernt. Sie lächelt mich bösartig an.

»Nicht eingecheckt, meine Liebe? Wenn Sie etwa vorhatten, das noch schnell zu erledigen, bevor unser Kontrollteam gerade eingestiegen ist, haben Sie leider Pech gehabt!«

Mir sackt das Herz in die Hose. Jetzt stehe ich dumm da.

Ich versuche mich zu verteidigen, indem ich erkläre, dass ich nach dem Einsteigen etwas Zeit brauchte: um mein Portemonnaie zu suchen, die Karte herauszuholen, »und dann hat die Chipkarte nicht sofort funktioniert, und inzwischen waren wir schon wieder eine Haltestelle weiter, und dann standen Sie plötzlich im Bus … Tut mir leid.«

Die Frau in Uniform lässt sich dadurch nicht erweichen. Im Gegenteil, sie scheint sich sehr darüber zu freuen, mich auf frischer Tat ertappt zu haben. »Name?«, schnauzt sie mich an, ihr Stift schwebt schon über dem Büchlein mit den Strafzetteln.

»Werde ich jetzt wirklich aufgeschrieben?«, stammele ich und nicke dabei in Richtung des Büchleins.

Einen Augenblick ringe ich nach Luft. Das ist so ungerecht. Ich habe nicht eingecheckt. Das will ich ja zugeben, aber dass ich gar keine Chance bekomme, alles zu erklären, geht für meine Begriffe doch etwas zu weit.

»Das macht dann siebzig Euro. Dann fällt Ihnen hoffentlich nicht mehr so schnell ein, einfach schwarz zu fahren!«

Mir steht der Mund offen, aber ich mache ihn schnell wieder zu. Und in diesem Moment wird in meinem Kopf ein Schalter umgelegt. Bei mir entsteht eine Art Kurzschluss. Ich schreie los: »Dann nehmen Sie mich doch mit in Ihr Büro, Sie blöde Kuh, da können Sie mir einen Strafzettel überreichen, während all Ihre Kollegen dabei zusehen, okay? Was werfen Sie mir überhaupt vor, Sie blöde Schlampe, wissen Sie überhaupt, wen Sie hier vor sich haben?«

Ich explodiere völlig vor Wut. Ich will aufhören, aber das gelingt mir nicht. Die anderen Fahrgäste starren mich mit offenen Mündern an. Die uniformierte Frau hat mich inzwischen an der Schulter gepackt.

»Ruhe jetzt. Oder Sie verbringen eine Nacht in der Zelle.«

Ich versuche Luft zu holen. Meine Wangen glühen, in meinen Augen stehen Tränen der Wut.

»Wissen Sie eigentlich, dass ich etwas im Kopf habe? Einen Hirntumor nämlich. Krebs habe ich, Krebs!«

Die Hexe in Uniform tritt ein paar Schritte zurück. Alle Farbe ist ihr aus dem Gesicht gewichen. Auch die anderen Fahrgäste machen sich ganz klein. Dann hält der Bus an, und die Türen gehen auf. Durch die Tränen hindurch sehe ich ein Schild. Wir sind irgendwo in der Nähe von Halfweg. Ich zögere einen Moment, springe dann aber aus dem Bus. Weg von dem Überfallkommando des öffentlichen Nahverkehrs, weg von der Strafe. Die Frau kommt mir nicht hinterher.

Auf wackeligen Beinen stehe ich an der Haltestelle. Meine Umgebung hat sich verflüssigt, der Bus schwimmt aus dem Bild, samt Passagieren und allem Drum und Dran. Als ich mir selbst in den Arm kneife, spüre ich keine Schmerzen. Aber ich merke, wie mein Kopf dröhnt. Und ich schäme mich. Schäme mich ganz schrecklich. Für mein Verhalten gibt es keine Entschuldigung. Ich erkenne mich selbst nicht wieder. Ich erkenne meine eigene Stimme nicht wieder. Ich bin nicht ich selbst.

Fünf Minuten später rufe ich Inge an. Sie geht sofort an den Apparat.

»Liebe Inge …« Ich stottere ein bisschen. »Das mit dem Bus … das hat nicht geklappt und jetzt stehe ich irgendwo in der Pampa an einer Bushaltestelle und muss heulen. Kommst du mich bitte abholen?«

Keine zehn Minuten später hält ihr Auto neben mir. Sie sagt nichts, sammelt mich nur auf und drückt mich an sich. Wir fahren zu ihrem Haus in Haarlem, und ich fühle mich ganz schön beschissen.

Ich erzähle ihr von dem Vorfall.

»Änderungen im Verhalten. Ich kann es nicht erklären und habe auch nicht wirklich die Kontrolle darüber. Aber wie es scheint, geht das wieder vorbei.«

Inge reicht mir eine Tasse Tee und streichelt mir den Rücken. »Ach, Schatz«, sagt sie. »Manche Dinge im Leben muss man einfach so nehmen, wie sie kommen, und sie mit einem erstaunten Blick und offenen Armen willkommen heißen.«

11.

Es ist unmöglich, so weiterzumachen wie bisher. Mein Leben steht Kopf. Ich muss mich an die neuen Umstände gewöhnen, mich anpassen.

Die Reha klappt prima. Es ist Januar, ich laufe herum wie vor der Operation und habe glücklicherweise nur wenig Probleme mit der Epilepsie. Aber es gibt eine Sache, die nicht gut läuft, und zwar die Erholung meines Kopfes. Äußerlich bleibe ich geschwollen, mit blaugrünen Flecken im Gesicht, mein Haar ist rosa von dem Jod, das sie vor der Operation reingeschmiert haben. Innen drin tut es vor allem weh.

Deswegen suche ich eifrig nach Wegen, um mich besser zu fühlen, denn mich plagen immer wieder schlimme Kopfschmerzen, die alles, was ich tun will, weniger schön machen. So habe ich seit meinem Aufenthalt im VU regelmäßig Kontakt mit meiner Kopfgenossin vor Ort, Judith, die im Bett mir gegenüber lag und auch eine Hirnoperation vor sich hatte. Sie schickt mir jeden Tag aufmunternde SMS und Tipps:

Keinen Zucker! Brokkoli! Nüsse! Geh mal bei meinem orthomolekularen Arzt vorbei und lass dich beraten!

Allerdings ist Judith nicht die Einzige. Seit man bei mir Krebs diagnostiziert hat, nimmt die ganze Welt daran Anteil. Während die anderen weiter die wildesten Partys feiern, geben sie mir weise Ratschläge und hilfreiche Anregungen.

Plötzlich ist es, als hätte jeder das *Anti-Krebsbuch* von David Servan-Schreiber gelesen oder es für mich online bestellt: Ich habe seit der Operation drei Exemplare bekommen, und zwar von Leuten, von denen ich annehme, dass sie keine Lust haben, persönlich bei mir vorbeizuschauen. Der Verfasser dieses Buches war selbst Psychiater und Hirntumorpatient. War, ja. Er ist letztes Jahr gestorben, hat aber nach seiner Diagnose noch mehr als siebzehn Jahre gelebt.

Den zweiten Platz in der Kategorie »Gut gemeinte Geschenke« belegen Kochbücher, deren Titel mit »Ur-« beginnt. Die Botschaft dahinter ist deutlich: Gesund essen, Frau van Beek! Am liebsten nach der Ernährungs-Sanduhr von Dr. Kris Verburgh. Gemüse, Nüsse, Samen und Co., Kurkuma. Grünen Tee, fetten Fisch und nie mehr rotes Fleisch. Essen, mit dem man jung und frisch bleibt, und wenn man Glück hat, wird man nie krank.

Eine Freundin ist zu Besuch. Ich blättere das Buch durch, das sie mir gerade geschenkt hat. Hin und wieder lese ich ein paar Passagen laut.

»Nicht nur Rauchen, Asbest und Alkohol können Krebs verursachen. Rotes Fleisch erhöht die Wahrscheinlichkeit, an Darmkrebs zu erkranken, zu viel Zucker ist für Entzündungen verantwortlich, aus denen sich bösartige Zellen entwickeln können, Milch ist lange nicht für jeden gesund«, trage ich vor.

Das Gesicht der gütigen Geberin verdüstert sich.

»Etwas zu trinken?«, frage ich und gehe in die Küche. Ein wenig später komme ich mit einem grünlichen Saft zurück. Es ist ein als grüner Smoothie getarnter Saft aus dem Supermarkt.

Im Moment trinkt einfach jeder »Smoooooothies« und andere Superfoods. Verdammt noch mal. Ich glaube nicht, dass wir mit Superfoods Krankheiten heilen oder verhindern können. Wenn die Leute behaupten, man stoppt damit die Entstehung von Krebs, stellen sich mir die Nackenhaare auf. Ich weiß es natürlich nicht mit absoluter Sicherheit, denn vor meiner Diagnose hatte ich noch nie einen grünen Smoothie getrunken. Meistens aß ich morgens eine Scheibe Vollkornbrot mit Käse und dachte, ich würde mich auf diese Weise gesund ernähren.

Aber nun ja. Jetzt habe ich also Krebs. Und dadurch den Wahn entwickelt, mir ganz viel gesundes Essen ins Haus zu holen. Denn angenommen … Nur einmal angenommen, das in meinem Kopf verbliebene Tumorstückchen verhält sich in den kommenden Jahren ruhig, wenn ich täglich eine Portion rechtsdrehenden Joghurt esse oder ein Glas dreifach gepressten Blumenkohlsaft trinke. Dann tue ich das natürlich gern. Also verfüge ich inzwischen über ein ganzes Regalbrett mit Gläsern voller Chiasamen, Gojibeeren, Weizengras, Maulbeeren und Bienenpollen. Die Gläser sind alle noch ganz voll. Ich bin, glaube ich, nicht geeignet für Heilungs- oder Ernährungspläne, die wirklich ganz furchtbar gesund für einen sind. Manchmal würde ich mir wünschen, tatsächlich etwas mehr Durchhaltevermögen zu besitzen. Schließlich geht es um das Durchbrechen alter Gewohnheiten und das Anpassen meines Essverhaltens. Ich glaube auch tatsächlich, dass einige Änderungen gut für mich wären. Darum also die Superfoodsäfte zum Mitnehmen aus dem Supermarkt.

Ich schraube den Verschluss von der Flasche, und der Blumenkohlgeruch kommt mir entgegen. Ich schenke meinem Gast das Glas bis zum Rand voll.

»Also, ich muss eigentlich gleich los.« Meine Freundin schaut ängstlich auf das Glas, danach auf die Uhr. Fünf Minuten später steht sie im Flur an der Haustür. Ich winke ihr nach und rufe: »Danke noch mal für das Buch!«

Als ich die Küche wieder betrete, schnuppere ich noch einmal an dem Glas voller Blumenkohl/Blaubeeren/Ananas. Ich will mich neuen Methoden und Nahrungsmitteln wirklich öffnen, denn ich würde mich gern besser fühlen. Aber es gibt Grenzen.

»Lieber dick gestorben als sich 'ne Fete verdorben«, würde meine Oma sagen. Sie hatte noch nie von Bio-Lebensmitteln gehört, geschweige denn von Superfoods. Sie hatte den Krieg und die Befreiung überlebt, aß alles, was ihr schmeckte, und wurde ohne nennenswerte Beschwerden vierundachtzig Jahre alt.

Nun ja. Jeder, wie er will. Ich lasse mich aufs Sofa fallen, klappe meinen Laptop auf und spreche über *Facetime* mit meinen Kindern. Tygo und Eline winken eifrig in die Kamera und küssen den Computerbildschirm ab, während ich mein Bestes tue, um durch die Kopfschmerzen hindurch fröhlich zu gucken. Sie wohnen seit der Operation drei Tage die Woche bei Opa und Oma, damit ich mich erholen kann. Die anderen vier Tage sind sie bei mir und Peter, und ich strenge mich so gut wie möglich an, mit ihnen zu spielen und sie zu knuddeln, als ob ich wieder die Alte wäre. Nachdem wir uns verabschiedet haben, google ich weiter nach alternativen Behandlungsmethoden gegen Kopfschmerzen. Ich lese über Chiropraktik, Homöopathie, Reiki und entspannende Massagen. Dann stoße ich auf ein Kurzentrum, das mit dem Versprechen wirbt, einen binnen einer Woche von chronischen Schmerzen zu befreien. Ich kann nicht anders und schicke eine E-Mail mit der Bitte um weitere Auskünfte hin.

12.

Am nächsten Morgen erhalte ich eine freundliche, persönliche E-Mail von der Frau, die zusammen mit ihrem Mann das Kurzentrum leitet. Wie es aussieht, habe ich ins Schwarze getroffen: Man bietet verschiedene Programme an, auch für unheilbar Kranke mit Kopfschmerzen. Wenn ich will, kann ich mich für die kommende Woche anmelden, und zwar für eine Entschleunigungskur in Zeeland.

Zeeland? Ich sehe Weideland, tonhaltigen Boden und Schafe vor mir. Aber gleichzeitig auch breite Strände, die ich in der Wintersonne entlangspazieren kann, komfortable Hotels und beheizte, sonnige Straßencafés.

Vielleicht ist das Ganze auch überhaupt keine gute Idee. Aber ich muss etwas tun, um die Abwärtsspirale zu durchbrechen, denn ich kann die ständigen Kopfschmerzen nicht mehr aushalten. Mein erster MRT-Scan seit der Operation steht in drei Wochen an, und irgendwo in meinem Kopf hat sich die Überzeugung festgesetzt, dass ich durch eigenes Aktivwerden beeinflussen kann, wie er ausfällt.

Ich reserviere online. Meine Freundin Marye begleitet mich. Wenn es dort also doch schrecklich und kaum auszuhalten ist, können wir uns vielleicht stattdessen in einer der zeeländischen Städte, in denen wir uns früher herumgetrieben haben, völlig die Kante geben. Zur Sicherheit packe ich eine Flasche Bacardi in meine Wochenendtasche. Schließlich weiß man ja nie.

Die Fahrt nach Zeeland verläuft, wie es sich gehört: Wir freuen uns auf neue Erfahrungen – genau wie früher, als alles noch normal war. Marye sitzt am Steuer, weil ich immer noch nicht wieder Auto fahren darf.

»Ob es die *Heuboden*-Dancing-Bar in Westkapelle wohl noch gibt?«, fragt sich Marye.

Ich denke an die Sommer zurück, die wir in Zeeland gecampt und unser beim Erdbeerpflücken sauer verdientes Geld in diesem Discoschuppen auf den Kopf gehauen haben, einem zweigeschossigen Etablissement mit sieben Bars und einem Tanzboden samt flackernder Lichtinstallation darüber. Ein Getränk kostete fünfzig Cent, deswegen konnte man sich darauf verlassen, dass bei Sonnenaufgang sowohl die älteren Jüngeren als auch die jüngeren Älteren total knülle nach draußen gewankt kamen. Ich muss lächeln. Allein beim Gedanken daran, ich müsste dorthin, explodiert mir der Kopf. Das Kurzentrum ist gar keine so schlechte Option.

Nach einigen Staus und einer Pause, bei der wir volltanken und Kaffee und Salamibrötchen kaufen, erreichen wir das Gelände eines großen zeeländischen Bauernhofs.

»Das hier ist also unser Kurort für die kommenden Tage«, ruft Marye enthusiastisch. Ich schaue mich um. Wo ist die gemütliche beheizte Terrasse und das Café mit den freundlichen Lampen? Ich sehe nur eine Dame mit grauen Locken in einem weiten Wollpullover und Gesundheitssandalen, die uns vom Türrahmen aus herzlich willkommen heißt.

Sobald wir das Haus betreten haben, muss ich meine Nike-Turnschuhe ausziehen: Schuhe sind hier nicht erlaubt. Wir zwinkern uns belustigt zu und bringen dann unsere Sachen aufs Zimmer. Anschließend erkunden wir die Umgebung (meine Schuhe schmuggle ich heimlich mit nach draußen). Breite Strände und gemütliche Caféterrassen sind nirgends zu sehen. »Schön hier«, sage ich zu Marye, während wir einen schlammigen Sandweg durchpflügen. Wir gehen schnell zum Kurzentrum zurück. Dort teilt uns die Gesundheitssandale mit, dass sie uns um 19.00 Uhr unten erwartet. Mir knurrt der Magen, und ich habe Kopfschmerzen.

Das Begrüßungsgetränk entpuppt sich als einführender Vortrag, der uns auf ein langes Fastenwochenende vorbereiten soll. Ich werfe Marye einen fragenden Blick zu, aber sie starrt auf ihre Hände und inspiziert ihre Nägel, während sie mühsam ein Lächeln unterdrückt. Wir prosten uns mit einem Glas Kräutertee zu und lauschen der Stimme, die uns das Programm erklärt.

Gemüsesaft, Yoga, Wasser, Meditation und Stille. Ruhe, Reinheit und Regelmaß. Spezielle Behandlungen für ganz besondere Gäste – dabei schaut mich die Gesundheitssandale eindringlich an. Sie erzählt uns nicht, was die Behandlungen genau beinhalten: Dafür müssen wir den Plan am Kühlschrank konsultieren. Als ich feststelle, dass Marye mich noch immer nicht anzuschauen wagt, breche ich in Gelächter aus. »Ich mache einfach mal überall mit«, sage ich zur Gruppe. Daraufhin erfolgt zustimmendes Gemurmel, und auch Marye kann sich das Lachen jetzt nicht mehr verkneifen.

In der Vorstellungsrunde spricht jeder über seine Motivation für die Teilnahme am Wochenende. Es gibt einen Banker mit Burnout, eine Hausfrau, die ihren Körper nicht akzeptieren kann, einen Alkoholiker auf Entzug und eine alte Dame, die sich selbst etwas Gutes tun will. Als ich an der Reihe bin, erzähle ich, dass ich als Hirntumorpatientin sehr gut ein bisschen *Zen* in meinem Leben gebrauchen kann. Dass ich meine Kopfschmerzen loswerden und vor allem lernen will, wie man sich entspannt. Meine Freundin Marye nickt zustimmend.

An diesem Abend liegen wir um 21 Uhr mit knurrenden Mägen im Bett, und um 7 Uhr weckt man uns für die erste entgiftende Wechseldusche, bei der ich abwechselnd mit Eiswasser übergossen werde und danach unter die heiße Dusche darf. Die

Luftfeuchtigkeit steigt immer weiter, und der Schweiß rinnt mir nur so vom Körper. Eigentlich fühlt sich das ziemlich gut an.

Ich gehe im Bademantel in die Küche, um eine Tasse Tee für uns zu holen. Mein Blick bleibt an der Übersicht mit den Behandlungen hängen. Alle Namen sind inzwischen eingetragen. Ich entdecke Reiki-Sitzungen, unschuldige Vier-Hände-Massagen und Psychotherapie in der Form von Familienaufstellungen. Beim Lesen bekomme ich einen ganz trockenen Hals. Ich muss an meine Kindheit denken, und an die Ferien, die ich mit meiner Mutter in einem *Body & Mind*-Zentrum in Südfrankreich verbracht habe. Ich musste in einem Schwimmbad *Rebirthing* betreiben, meine Angst überwinden, indem ich nackt von einem Tisch sprang, und mit ungewaschenen Leuten kuscheln, wobei diese Umarmungen *Huggen* genannt wurden. Ich war neun und fand es schrecklich. Ich wollte viel lieber auf einen Reiterhof oder notfalls bei den Eltern einer Freundin im Garten schlafen.

Aber gut. Jetzt bin ich im Kurzentrum, und laut Plan habe ich heute um 10 Uhr eine Herzkohärenzsitzung. Keine Ahnung, was das sein soll. Die Behandlung um 16 Uhr erfüllt mich mit größerer Sorge – da steht mein Name nämlich auch, und zwar hinter dem Wort »Einlauf«.

Ich seufze. Gerade hatte ich mich ein bisschen mit dem Gedanken an ein Wochenende voller Schweigespaziergänge, Rote-Bete-Säfte, Nickerchen, Sterne am Horizont und meditativem Tanzen angefreundet – jetzt muss ich plötzlich Herzkohärenz trainieren und mir den Darm spülen lassen.

»Süße, mir sind Zweifel gekommen, ob das hier auch wirklich etwas für mich ist.« Wir sitzen vor dem Gruppenraum auf dem Sofa, ich fummele an meiner Jogginghose herum. Marye legt mir einen Arm um die Schulter.

»Du musst einfach überall mitmachen und schauen, was es

dir bringt. Vielleicht ist das, was du hier lernen sollst, ja Akzeptanz«, meint sie.

Sie *huggt* mich, und wir beeilen uns, um in den Gruppenraum zu kommen, wo wir mit einer Runde »Atem und Tanz« beginnen.

In der Mitte des Raumes sitzt eine Frau. Als wir alle auf einem Meditationskissen Platz genommen haben, stellt sie sich als Wilma vor. Salbungsvoll bittet sie uns, schön tief Luft zu holen.

Ihre Worte haben große Wirkung. Einer nach dem anderen fängt an, piepsend und brummend ein- und auszuatmen, wie Dudelsäcke, die ihre besten Jahre hinter sich haben. Unsere Anführerin ist inzwischen aufgestanden und bittet uns, es ihr nachzutun. Wir dürfen uns alle so richtig gehenlassen. Durch meine Wimpern hindurch sehe ich, wie die Ersten ihre Blockaden durchbrechen. Oder vielleicht ist das auch Akzeptanz? Ich weiß es nicht, ich weiß nur, dass ich mich innerhalb von fünf Minuten zwischen wild grummelnden Leuten wiederfinde, die sich »erden«, indem sie laut auf den Linoleumboden stampfen. Es wird viel geschrien, hoch und tief, von ganz unten herauf, wodurch bei mir der Gedanke entsteht, dass ich nicht genug mache. Muss ich auch so gurgeln und piepsen?

Mir tut der Kopf weh. Neben mir hängt Marye inzwischen an der Heizung, während ein Gruppenmitglied sie ungeschickt zu *huggen* versucht. Das erinnert mich an missglückten Sex von hinten, aber ich glaube an Akzeptanz, also drehe ich mich um und nehme das Geschehen zu den Klängen von *We are Growing*, dem Titelsong der Fernsehserie *Shaka Zulu*, in mich auf. Wilma hat die Musik schön laut aufgedreht.

Ich traue mich nicht; ich kann durch meine Wimpern hindurch den Leuten zuschauen, die unter der Woche Teams leiten, intelligente Dinge sagen und sich als wichtig aufspielen. Ein Mann packt mich an beiden Händen. »Lass dich von der Gruppendynamik mitreißen«, ruft er. Ich sehe, dass ihm der

Schweiß von der Stirn läuft. »Akzeptanz«, rufe ich, während ich hölzern auf und ab springe. Ich fühle mich wie eine Hochstaplerin. Ich setze meine Hoffnungen auf die folgende Behandlung – vielleicht erreiche ich ja dann den Zustand der Akzeptanz?

Um 10 Uhr melde ich mich nervös an der Rezeption für meine Herzkohärenzbehandlung. Harry Herald, der Mann, der diese übernimmt, wartet schon auf mich. Wir gehen in sein Zimmer, einen gemütlichen Raum mit vielen Bildern von Bergkristallen, einer hübschen Tiffany-Lampe, einer Behandlungsliege und zwei Lehnstühlen. Der Eukalyptusweihrauch, der in jeder Ecke vor sich hin schwelt, beruhigt sofort meine Nase. Ich darf mich in einen der Stühle mit gelbem Wildlederüberzug setzen; dabei falle ich fast über ein riesiges Buddha-Standbild mitten im Zimmer. Ich bekomme eine Tasse Kräutertee von Harry. Harry ist ein gut aussehender Mann in den Fünfzigern mit grauen Locken.

»Soll ich dir etwas über die Herzkohärenzmethode erzählen?«, fragt er. Ich nicke enthusiastisch.

»Ich helfe den Leuten dabei, ihre Aufmerksamkeit vom Kopf zum Herzen hin zu verlagern. Und zwar mithilfe von Biofeedback-Equipment.« Er hält eine kleine schwarze Maschine in die Höhe. »Die musst du während der Sitzung in der Hand halten. Ich begleite meine Patienten und helfe ihnen, ihre innere Aufmerksamkeit von der Weisheit des Kopfes zur Weisheit des Herzens zu wenden.«

»Ah ja. Und was ist falsch an der Weisheit im Kopf?« Ich versuche ein ernstes Gesicht zu machen. Harry lacht mir zu.

»Nun, oft kann man wegen einer Überaktivität des Kopfes schlecht spüren, was wirklich im Herzen vor sich geht. Das Biofeedback-Equipment misst ganz präzise, wann sich die Aufmerksamkeit im Herzen befindet, wann die wundersame Reise ins Innere beginnen kann.« Nach dieser Erklärung schaut mich Harry zufrieden an.

Ich setze mich in meinem Sessel auf. Wer sagt denn, dass ich überhaupt eine wundersame Reise in mein Inneres unternehmen will? Da, tief in mir drin, in meinem Kopf, ist der kleine Tumorrest, der mich irgendwann das Leben kosten wird. Ich spüre, wie sich ein heftiger Kopfschmerz in meinem Schädel ausbreiten will.

Harry möchte wissen, was mich hierherführt. Damit hat er direkt ins Schwarze getroffen. Ich beginne zu weinen. Während die Mascara-Tränen kullern, versuche ich, es ihm zu erklären. Ich erzähle ihm von der Diagnose, der Operation, der Reha. Davon, dass es nun Zeit wird für den nächsten Schritt. Dass ich weiterkommen will, ohne diese Kopfschmerzen. Einfach leben. Einfach wieder ein bisschen zurück in die Spur finden.

Harry nickt verständnisvoll und beruhigt mich, indem er erklärt, dass er die Absicht hat, mich in mein Kohärenzherzfeld – oft auch »The Zone« genannt – zu bringen. Dann gibt es keinen Widerstand, kein Rauschen mehr im System, und Körper und Seele befinden sich auf einer Wellenlänge.

Ich habe mich auf der Behandlungsliege niedergelassen. Es kann losgehen, Harry!

Harry hat inzwischen sphärische Musik aufgelegt und setzt sich neben mich. Die Maschine halte ich in der rechten Hand. »So, Ingeborg. Du stammst also aus der Familie van Beek. Ist das ein Geschlecht der Kämpfer?« Bingo, wieder eine Träne. Sie läuft mir an der Wange herunter. Er fragt weiter: über meine Kindheit, meine Familie von heute und spricht dann über meinen Hirntumor. Währenddessen muss ich tief in mein Herz und in meinen Bauch hineinatmen. Ich finde das sehr kompliziert, tue aber mein Bestes.

Als wir das Tumorthema anschneiden, spricht Harry auch

über den Tod. Er sagt, dass Leben und Tod nahe beieinanderliegen, dass ich früher oder später Abschied von meiner Familie nehmen und dem Tod gegenübertreten muss. »Im Rahmen dieser Toleranz bitte ich dich, um Vergebung zu bitten. Peter, aber auch deine Kinder, Tygo und Eline.«

Inzwischen laufen mir die Tränen ungebremst über die Wangen, was das Sprechen schwierig macht, vor allem, wenn man bedenkt, dass ich auch noch in mein Herz und meinen Bauch hineinatmen muss. Trotzdem gelingt es mir, während das Equipment in meiner Hand drauflospiepst.

»Lass los, Ingeborg.«

Dann spüre ich seltsamerweise, dass ich in einen gehobenen Zustand der Wahrnehmung gerate. Meine Hände und mein Gesicht fangen an zu kribbeln. Ich atme in Gedanken über mein Herz langsam und tief ein und danach ebenso langsam und tief wieder aus. Das kostet mich große Konzentration. Eine Stunde lang schaffe ich das nicht. Mein Kopf ist mir im Weg, kommt mit allerlei Ausflüchten, Zweifeln, Entschuldigungen und Gründen, warum ich besser aufgeben sollte.

»Atme immer weiter, du darfst dich ganz in der grenzenlosen Weite des Universums ausbreiten.«

Ich richte meine Aufmerksamkeit auf die Grenze meines Körpers, meiner Haut. Ich atme noch einmal tief ein.

Das hilft. Außer dem Kribbeln verspüre ich nun auch eine große Wärme. Harry erklärt, dass ich *Prana* durch meinen Körper strömen fühle – Lebensenergie. Ich sehe ein herrliches Licht, ich werde von einer unvorstellbaren Ruhe überkommen. Diese Welt will ich nie wieder verlassen!

»Die Atmung ist der Motor«, sagt Harry, während ich von oben auf mich selbst herunterschaue. Ich schwebe durchs All, als hätte ich eine Rolle in *Star Trek* bekommen; mir ist schrecklich komisch, aber ich habe keine Kopfschmerzen mehr und empfinde eine völlige Entspannung. Es fühlt sich an, als würde

Wasser durch meinen Schädel strömen. Alles ist leicht und schön. Harry nimmt mich bei der Hand. »Die Menschen, die dich lieben, werden es schließlich begreifen, wenn du nicht mehr bei ihnen bist. Es ist nicht deine Sache, dir deswegen Sorgen zu machen.«

Mir laufen zum vierten Mal Tränen über die Wangen. Ich spüre Harrys Hand auf meiner. »Wenn du gleich die Augen öffnest, bist du wieder zurück.«

Ich warte noch kurz. Nach zwei Versuchen gelingt es mir, die Augenlider ganz aufzubekommen. Ich sehe das Zimmer um mich herum, erst nur in Fragmenten. Harry lacht mir zu. »Das war eine Nahtoderfahrung, liebe Ingeborg. Du bist durch deinen eigenen Atem durch das Licht gegangen und hast ein kleines Stück der Wahrheit gesehen. Das Leben endet nicht, wenn du stirbst.«

Ich bin müde. Meine Angst ist weg. Wenn mich das erwartet, kann ich es ertragen, überlege ich mir. Ich danke Harry für diese Erfahrung, auch wenn sie mich mit gemischten Gefühlen erfüllt. Es wird eine ganze Weile dauern, bis ich sie einordnen kann.

Danach liege ich in unserem Zweierzimmer auf dem Bett. Ich ziehe mir die Patchwork-Tagesdecke bis unters Kinn. Werde ich jemals den Bewusstseinszustand der ewigen Glückseligkeit und des Freiseins vom Leiden erreichen? Ich fühle mich zum ersten Mal seit langer Zeit ruhig.

Marye bemerkt es sofort, als sie das Zimmer betritt.

»Und schwupps, weg ist die Lebenshast!«, ruft sie lachend. Dann zieht sie mir die Decke weg. »Los jetzt, husch, husch. Es ist Zeit für die nächste Behandlung. Wir dürfen uns einen Liter Kamillentee in den Hintern laufen lassen.«

Ich schrecke auf. »Mach schon, Ingeborg!«, ruft Marye. »Es wird dir nicht leidtun, gleich spürst du größere Vitalität, bekommst eine bessere Haut, mehr positive Energie, und schläfst besser: Betrachte das Ganze einfach als große Putzaktion!«

Ich sage mir innerlich, dass ich lieber noch mal am Kopf operiert werden würde, als mich einem Kamillentee-Einlauf zu unterziehen, aber ich mache trotzdem mit.

Kurz darauf liege ich in einem kleinen Zimmer, bin an ein Irrigationssystem angeschlossen. Ich sehe eine Pumpe mit Glasröhren. Meinem Gefühl nach werden mindestens zwanzig Liter Wasser nach drinnen und wieder nach draußen gepumpt. Die Exkremente und andere Teile der Verdauung treiben auf spektakuläre Weise durch die Glasröhren an einem vorbei. Ich bin nicht als Einzige beeindruckt: Aus den anderen Räumen höre ich viele *Ooohs* und *Aaahs*. Die freundliche Dame, die den Apparat bedient, meint, dass sich in meinem Darm wirklich viel Abfall befindet. »Ach, liebes Kind. Ihre Därme sagen mir, dass Sie ganz schön was zu verarbeiten hatten. Es wäre gut für Sie, diese Behandlung regelmäßig zu wiederholen. Kommen Sie denn bald mal wieder hierher?«

Ich sage nichts. Ich liege auf der Seite und spreche ein stilles Gebet, in dem ich mir wünsche, dass es bald vorbei ist.

Sobald der Apparat ausgeschaltet wird, ziehe ich meinen Slip hoch und mache mich davon. In der Eile vergesse ich, der Colon-Hydrotherapiespezialistin zu danken. In unserem Zimmer googele ich »Colon-Hydrotherapie« und sehe zu meinem Schrecken, dass das Business mit der Darmreinigung zurzeit ziemlich boomt. Seite um Seite erfährt man von den Vorteilen. So sollen Darmspülungen unter anderem bei Akne, Allergien, Arthrose, Blasenentzündung, Impotenz, Mundgeruch und Fettleibigkeit helfen. Außerdem, so heißt es, können regelmäßige Behandlungen Darmkrebs sowie Herz- und Gefäßerkrankungen verhindern.

So was. Bloß gut, dass meine Mutter das nicht weiß, sonst hätte ich wahrscheinlich während meiner gesamten Pubertät mit einer Pumpe im Hintern am Irrigationssystem gehangen. Marye ist inzwischen auch zurück und liegt neben mir auf dem Bett.

»Ich habe Lust auf ein Beefsteak mit Pommes«, erklärt sie. Wir müssen laut lachen. Noch eine Nacht, dann dürfen wir wieder nach Hause. Um einen sauberen Darmkanal und eine Nahtoderfahrung reicher.

13.

Ich nehme am Freitagmittagsumtrunk der Kanzlei van Schoonhoven teil. Schon seit zwei Jahren arbeite ich als Interims-Kommunikationsberaterin hier.

Es ist ein schöner Bürokomplex auf der Südachse, dem finanziellen und juristischen Zentrum der Niederlande, wo sich die täglichen Intrigen des Geschäftslebens abspielen. Die Atmosphäre in der Kanzlei van Schoonhoven lässt sich am besten folgendermaßen zusammenfassen: interessante Fälle, interessante Menschen, ein strenger Dresscode (also Röcke, Blusen, hohe Absätze und tadelloses Make-up) und Leute, die gern herumschreien.

Trotzdem habe ich hier in diesen zwei Jahren herausgefunden, wie der Hase läuft. Während ich am Anfang vor allem über den Flur huschte, einen Notizblock an die Brust gedrückt, fühlt es sich momentan wirklich so an, als wären diese überdurchschnittlich intelligenten Typen meine Kollegen. Ich bin froh, dass ich nach drei Monaten Auszeit, neun Wochen nach meiner Operation, wieder an die Arbeit kann.

Und jetzt stehe ich also an der kanzleieigenen Bar. Neben mir Hugo, »der König der Abteilung Arbeitsrecht«, und der *Managing Partner* Ferry mit einem Bier in der Hand. Hugo trägt heute ein Ralf-Lauren-Hemd in knalligem Rosa. Während Ferry in einem Schälchen mit Nüssen herumwühlt, versuche ich Sarah zu trösten, die Assistentin aus der Abteilung Arbeitsrecht.

Vor einigen Stunden hatten wir einen »unbehaglichen Krebsmoment«.

»Heeeyyy, Ingeborg, wie geht es dir?«, hatte sie gefragt, als ich auf dem Weg zum Kopierer an ihrem Büro vorbeikam. »Gut«, rief ich zurück. Begeistertes Nicken. Sarahs schöne Locken flogen in alle Richtungen. Sie brach in ein wieherndes Gelächter aus.

»Wunderbar, also alles klar? Alles paletti und im grünen Bereich und so?«

Ich blieb stehen. Der erste Scan, der nächste Woche ansteht, schoss mir durch den Kopf. Die Operation, die gerade hinter mir liegt. Dass ich schon wieder zwei Wochen voll arbeite, aber das Gefühl habe, dass mir ständig eine große schwarze Wolke über dem Kopf hängt. Für immer.

Die Worte von Dr. van Vleuten van der Zaag hallten in meinem Kopf nach. »Es wird nie einen Augenblick geben, in dem wir einander beglückwünschen können, weil alles definitiv überstanden ist, Ingeborg. Die Krankheit wird immer eine Rolle in Ihrem Leben spielen. Sie sind *unheilbar* krank.«

Ich beugte mich vor und stützte mich mit beiden Händen auf Sarahs Schreibtisch ab. Ich spuckte die Worte förmlich in ihre Richtung. »Weißt du, Sarah, wenn du Krebs im Kopf hast, geht es dir nicht immer gleich gut. Aber davon abgesehen habe ich einen superguten Tag. Nichts zu klagen heute. Und bei dir, Sarah? Läuft bei *dir* alles superduperfluffig und entspannt?«

Stille. Sarah wurde erst weiß im Gesicht. Dann rot. Dann lila. Ihr traten die Tränen in die Augen. Sie rannte nach hinten zum Aktenschrank und verkroch sich zwischen ein paar braunen Archivmappen.

»Jetzt beruhig dich mal, sorry. Ich hab's doch nur gut gemeint. Du lieber Gott. Gute Besserung jedenfalls. Pff.«

Genau in diesem Augenblick kam Hugo aus seinem Zimmer gestapft.

»Sarah, sofort zu mir ins Büro. Sofort.«

Das verhieß nichts Gutes. Hugo kann einem ganz schön zusetzen.

Und jetzt stehen Hugo und Sarah neben mir an der Bar. Sarah kam mit verweinten Augen zu mir, um sich zu entschuldigen. Wahrscheinlich auf Hugos Drängen, aber das macht mir nichts aus. Ihr »Sorry« fühlt sich an wie eines von diesen lustigen herzförmigen Pflastern auf einer brennenden Schürfwunde: Heilung bringt es nicht, aber es hilft.

Ich umarme sie und streichle ihr ungeschickt über den zarten Rücken. »Vielen Dank, Sarah … Es ist verrückt, weil du es ja nur gut gemeint hast mit deinen Genesungswünschen – ich finde, so was klingt einfach komisch, weil ich ja jetzt unheilbar krank bin und es leider keine Aussicht auf Besserung mehr gibt.«

»Ja, aber …« Sarah will noch etwas sagen, fängt aber wieder an zu weinen.

»Und daran muss ich mich selbst auch noch ein bisschen gewöhnen, wie es scheint, wenn man meine grobe Reaktion von heute Morgen bedenkt.« Ich trinke noch einen Schluck Bier, um zu verhindern, dass ich selbst auch weinen muss.

Seltsam, dass mein Vorsatz von vor anderthalb Wochen, mir nichts von meinem Krebs anmerken zu lassen, schon wieder misslungen ist.

Nach dem letzten Schluck Bier stelle ich mein Glas auf den Tresen. »Schönen Abend euch allen!«

Ich nehme meine Jacke von der Garderobe und schlüpfe durch die Tür zu den Fahrstühlen. Auf dem Weg nach unten zwinge ich mich zu einem Lachen in Richtung meines Spiegelbildes. *Die Leute wollen gern etwas sagen, aber sie wissen einfach nicht, was, Ingeborg. Du musst loslassen.*

Sarah sehe ich draußen wieder, auf dem Parkdeck, das zur Kanzlei gehört. Sie steht schimpfend neben ihrem Auto – die

Batterie ist leer. Sobald sie mich sieht, bricht sie in Tränen aus und umarmt mich ganz fest.

»Ach Mist, sorry. Man sagt nichts von ›paletti‹ und ›Alles im grünen Bereich‹ zu jemandem, der sterbenskrank ist. Ich habe Angst, dir wehzutun, wenn ich darüber spreche, darum habe ich es nicht zu erwähnen gewagt, seit du zurück bist. Denn was, wenn du dann weinen musst? Dann fühle ich mich wieder deswegen schuldig.«

Ich lächle Sarah an, kann aber eine Träne nicht zurückhalten. Dann werden wir fast vom Pannendienst überfahren, als der knallgelbe Wagen rasant auf dem Parkdeck wendet. »Ich glaube, dass du auf jeden Fall ohne Probleme heimkommst, Sarah. Deine Rettung naht.«

Wir umarmen uns, und ich steige lachend aufs Fahrrad. Den Tod »gewöhnlicher« werden zu lassen – ich weiß nicht, ob mir das jemals gelingen wird. Über ihn reden zu können, wäre schon ein großer Schritt. Alles ist besser als Leute, die sich nichts zu sagen trauen. Denn ihr Stillschweigen vergrößert und verstärkt meine Angst vor dem Tod. Und auch wenn man allein geboren wird und allein von dieser Welt geht – allein zu sterben braucht schon lange niemand mehr.

14.

Wenn ich hart arbeite, geht die Zeit bis zum Scan schneller vorbei, also lege ich lange Schichten ein, fülle sie mit dem Schreiben strategischer Notizen, mit Meetings und zwei Geschäftsessen am Mittag. Nach der Arbeit rase ich heim, weil ich mich um die Kinder kümmern will, und wenn beide im Bett liegen, bin ich selbst so müde, dass es auch mich ins Bett zieht. Ehe ich weiß, wie mir geschieht, ist der Mittwoch gekommen.

Peter sagt, ich bin unausstehlich. Das kommt daher, dass ich an allem zu merken glaube, dass der Tumor rasant wächst. Nichts hilft dagegen. Auch das von meinen Freunden spontan organisierte Essen gestern Abend nicht.

Sie haben gewartet, bis ich aus dem Büro gewankt kam. Ich lief ahnungslos zu meinem Fahrrad, als plötzlich Marieke und Marye hinter einem Auto auftauchten: »Tadaaa, Überraschung! Heute Abend kein Stress mit den Kindern, du kommst mit uns.«

Mein Fahrrad lassen wir stehen, ich werde auf hohen Absätzen und im kurzen Rock in ein neu eröffnetes Restaurant entführt, wo ich mit meiner tadellosen Kleidung zwischen den anderen Gästen sehr auffalle.

In der trendigen Brasserie stehen meine zehn besten Freundinnen mit Drinks in der Hand an der designten Bar. Sie heben sich auf angenehme Weise von dem langen, von LED-Leuchten erhellten Raum mit seinen Holzbänken ab.

»Hast du deine Epilepsiemedikamente bei dir?«, erkundigt sich Sigrid. Als ich erschrocken in meine Tasche schaue, entdecke ich ganz unten eine doppelte Dosis. Alles läuft nach Plan;

Sigrid hatte Peter noch schnell eine SMS geschickt. Nichts ist blöder, als heimzumüssen, um sich ein paar Pillen zu holen. Ich seufze. Ganz kurz will ich an etwas anderes denken als an mein persönliches Jüngstes Gericht.

Kurze Zeit später sitzen wir auf einer Holzbank und prosten einander zu. Auf unsere Freundschaft, auf die Zukunft. Die Damen haben ausgepackt, überall auf dem Tisch stehen Schalen mit warmen und kalten *Antipasti* und Flaschen *Pinot grigio*. Es wird unglaublich viel getrunken, wenn man bedenkt, dass wir einen Wochentag haben.

In dem Augenblick, als ich ihnen für alles danken will, verschlucke ich mich an meinen Tränen. Annemieke, Claudia, Ilse, Lidwien, Margot, Sigrid, Joanne, Maaike, Marieke und Marye: Sie alle erzählen etwas Persönliches über mich, von einer lustigen Anekdote über Fehlverhalten während der Studienzeit und Reiseabenteuern in Brasilien bis hin zu dem, was sie seit der Diagnose unser »Gefühl für den Tumor« nennen: Die Krankenfabrik und die dort herumlaufenden Ärzte und Spezialisten erweisen sich noch immer als unerschöpfliche Quelle für Witze und bissige Bemerkungen.

Lange nach Mitternacht fallen wir sturzbesoffen ins nächste Taxi, und danach klingele ich unter Tränen bei mir daheim. Es hat sich als unmöglich herausgestellt, in meiner Tasche meine Hausschlüssel wiederzufinden. Nachdem mich Peter die Treppe hochgeschleppt hat (der Nachteil, wenn man oben wohnt), will ich ihm von meinem Abend erzählen, schlafe aber mittendrin ein.

Nur noch eine Woche bis zum Scan. Ich bin bis zum Anschlag mit Kurkuma und anderen orthomolekularen Nahrungsergänzungsmitteln vollgestopft, habe mir mein Meditationskissen gegriffen, um den Kopf »leer« zu bekommen (was überhaupt nicht klappt), und beschließe, auf alle Leute zuzugehen, mit denen ich jemals einen Konflikt erlebt habe. Schließlich weiß man nie. Vielleicht kann ich das Universum ein bisschen in die richtige Richtung beeinflussen und so einen Scan mit gutem Resultat bekommen.

Mein Exfreund ist sehr erstaunt, als ich ihn anrufe. Nachdem wir vier Jahre lang keinen Kontakt hatten, will ich mich plötzlich mit ihm verabreden? Mit ihm ins Reine kommen will ich, vielleicht bleibe ich auf diese Weise auch gesund! Während des Kaffeetrinkens mit dem Mann, der inzwischen Millionär geworden ist – war das nicht der Freund, der damals wegen seiner hartnäckigen Kokainsucht nie seine Rechnungen bezahlen konnte? –, wird mir plötzlich bewusst, dass er nur gekommen ist, weil er Mitleid mit mir hat. Und ich sitze nur hier, um ein gutes Scan-Ergebnis zu erzwingen. Ich erfinde eine Ausrede und behaupte, ich müsste noch woandershin, und fahre mit dem Rad zur Arbeit. In Rekordzeit tippe ich sechs Seiten für einen neuen Kunden. Außerdem nehme ich mir vor, ein großes Event für einen guten Zweck zu organisieren, wenn sich bei meinem Scan herausstellt, dass ich noch eine Weile am Leben bleiben darf.

Aber der echte Augenblick der Konfrontation kommt am Mittwochnachmittag, als ich mit meinem Sohn zu Hause bin. Wir essen Brote mit Erdnussbutter. Tygo befindet sich in seiner Warum-Phase. »Warum heißt Erdnussbutter *Erdnussbutter*? Mama, warum bin ich ein Junge? Warum hast du einen Busen und ich nicht?«

Warum, warum, warum.

Ich schaue mir unsere Kinder an. Tygo, der sein Brot fachkundig gegen die Wand klatscht, und Eline, wie sie da auf dem Fußboden sitzt und spielt. Sie sind fröhlich, lieb und flexibel. Aber auch durchsetzungsfähig und selbstständig genug? Denn bald bin ich doch nicht mehr bei ihnen?

Wenn sich mein Sohn im Sandkasten mit anderen Kindern streitet, kommt er immer noch am liebsten zu Mama und weint sich auf ihrem Schoß aus, statt sich gegen die anderen zu wehren. Ich will ihn knuddeln und beschützen, stelle ihn aber auch schnell wieder mit beiden Füßen auf die Erde. Die Welt ist nicht immer schön. Das muss er lernen.

Unfreundliche Leute, gefährliche Situationen, Kummer. Ich würde beide Kinder am liebsten mit einer Glasglocke schützen, aber Peter und ich müssen sie auf das Kommende vorbereiten und widerstandsfähig machen. Ich muss ihnen also auch beibringen, dass Abschiednehmen zum Leben gehört. Zum Beispiel ein verloren gegangenes Kuscheltier, der Umzug eines Freundes und der Tod eines Haustiers. Aber wie soll ich sie auf meinen eigenen Tod vorbereiten? Wie soll ich ihnen erklären, dass ihre Mama einen Hirntumor hat, der sich früher oder später auf ganz gemeine Weise bemerkbar machen wird? Ich spüre, dass mir die Augen brennen, eine Träne rollt mir über die Wange. Ich wische sie mit dem Ärmel weg.

»Heile, heile Segen!«, ruft mein Sohn, dem das nicht entgangen ist. Ich bekomme ein Pflaster und einen verrotzten Kuss. Das hilft immer.

Ich muss an das Gespräch im *IDC-Douwes*-Zentrum denken, wo man Krebspatienten und ihre Kinder mit psychosozialer Hilfe begleitet. Da wurde mir erklärt, ich müsse meinen Kindern erst den Unterschied zwischen »tot« und »unbelebt« beibringen. Damit kann ich etwas anfangen. Ich schiebe mein Brot zur Seite und fange gleich bei Tygo an.

»Ein Auto ist ein unbelebter Gegenstand. Spielzeug, Bücher, Felsbrocken, Pflastersteine, Möbel, Dinge im Haushalt, Rettungswagen, Polizeiautos: Die sind alle unbelebt.«

Ich zeige auf Lightning McQueen, den Sportwagen aus dem Film *Cars*. Tygo schüttelt den Kopf. Meinem Sohn will es einfach nicht einleuchten, dass auch Lightning McQueen in die Kategorie »unbelebt« fällt.

»Tiere, Blumen, Pflanzen und Menschen leben. Darum können sie sterben«, erkläre ich.

»Muss die Mama auch sterben?«, fragt mein Sohn, während er unerschütterlich sein Erdnussbutterbrot weiter in Stücke reißt.

Ich schlucke. Das ist meine Chance.

»Sicher«, sage ich so entspannt wie möglich. »Aber jetzt erst mal noch nicht.«

»Und wie lange bleibt die Mama dann tot?«, will er mit einem Blick in mein erschrockenes Gesicht wissen.

Ich schaue mir den unschuldigen kleinen Jungen an und muss an mich selbst als kleines Mädchen denken. Ich begrub mein totes Meerschweinchen in einer kleinen Schachtel im Garten, mit einem Blumenzweig als Denkmal. So verlief meine erste Begegnung mit der Sterblichkeit. So muss es sein, überlege ich, während ich Tygo in den Arm nehme und ihn auf die Haare küsse.

15.

Und dann ist es so weit. Ich muss zum Scan. Am Lift der Poliklinik, wo sich das MRT-Zentrum befindet, verabschiede ich mich von Peter, Tygo und Eline – die Kinder können heute nicht in die Krippe, also gehe ich allein. Ich trage ein Glitzerkleid und dazu passende hochhackige Schuhe. Schön aufgetakelt ins Krankenhaus, in der Hoffnung, dass Krebszellen keine fröhliche Kleidung mögen. Ich glaube dieser Tage an alles.

Im vierten Stock des VUmc merke ich sofort, dass ich lieber eine Hose hätte anziehen sollen. Sobald ich den klimatisierten MRT-Raum betrete, wird mir kalt, sehr kalt. Ich lege mich auf den Tisch, man fixiert meinen Kopf, und ich spüre, wie ich langsam in den Tunnel geschoben werde. Gerade noch rechtzeitig kann ich um eine Decke bitten; ich habe Angst, dass es mir sonst nicht gelingt, still liegen zu bleiben, weil ich vor Kälte zittere.

Ich bekomme eine Decke, und dann liege ich still da, mit fixiertem Schädel, Ohrstöpseln, *Radio 10 Gold* maximal aufgedreht und einer Infusion im Arm: für das Kontrastmittel, das verwendet wird, um das Tumorgewebe sichtbar zu machen. Der Labormitarbeiter erklärt mir wie immer nochmal alles.

»Es ist wichtig, dass Sie so still wie möglich liegen bleiben und sich so gut es geht entspannen, Frau van Beek. Manche Leute finden den Scan unangenehm; leiden Sie unter Klaustrophobie?«

Ich rufe laut »Nein«, und dann geht es los. Die Untersuchung dauert insgesamt dreißig Minuten, und die sind in verschiedene Serien unterteilt, in denen diverse Arten Scans von meinem Kopf gemacht werden.

Die Begleitung ist ein bisschen surreal: Der Laborant ruft alle zehn Minuten durch die Kopfhörer zu mir herein, welche Serie jetzt beginnt. Genau genommen steht das in sehr starkem Kontrast zu der *Radio 10 Gold*-Musik. Die amerikanische Soulband *Earth, Wind & Fire* tut ihr Bestes, um mich in eine Welt weit weg von der Krankenfabrik mitzunehmen. Ich höre, wie sie mir ebenso harmonisch wie begeistert *»Ba de ya, say do you remember, Ba de ya, dancing in September«* ins Ohr singt.

Plötzlich verstummt die Musik, und ich höre den Laboranten Herman.

»So, Frau van Beek, jetzt kommt eine Turbo-Spinechosequenz mit ein bisschen Vibration danach und ordentlichem Lärmpegel – stellen Sie sich bitte darauf ein.«

Ich muss mich sehr zusammenreißen, um nicht ganz viel zu wackeln vor Lachen, während die Leute von *Earth, Wind & Fire* sich fröhlich weiter ins Zeug legen und inbrünstig *»Ba de ya, never was a cloudy daaaaaay«* singen.

Nach vier weiteren Serien Poltern, Vibrieren, Rütteln und Piepsen und drei Litern Kontrastmittel im Arm endet die Musik, und ich höre den Laboranten Herman durch die Sprechanlage rufen, dass wir fertig sind. Der Tisch bewegt sich aus der Röhre.

Man erinnert mich freundlich an den Termin zur Besprechung der Ergebnisse. Die bekomme ich in zwei Tagen von Dr. van Vleuten van der Zaag. Als könnte ich das jemals vergessen. Ich ziehe den Schmuck, den ich vor dem Scan ablegen musste, wieder an – man darf keine Metallgegenstände mit in die Röhre nehmen – und schicke in Gedanken noch ein paar positive Schwingungen in Richtung des Radiologenzimmers. Man weiß ja nie.

Kaum habe ich das Gebäude verlassen, springe ich aufs Fahrrad und flitze ohne Umweg zur Südachse. Ich verbeiße mich in die Stapel Arbeit. Ich vergesse das Mittagessen, schnauze meine Kollegen an, und als ich Zeit finde, ins Internet zu gehen, kaufe ich sechs Paar Schuhe und eine Jeans. Auf dem Heimweg wird es mir mit einem Schlag bewusst: Einmal mehr ist meine eigene Sterblichkeit ganz deutlich in den Vordergrund getreten. Ich habe keinen Krebs, ich *bin* Krebs. Ich sterbe.

Peter zeigt sein Mitgefühl, indem er mein Verhalten akzeptiert. An diesem Abend essen wir zusammen mit den Kindern und schauen uns zig Folgen *Dexter* hintereinander an, denn nur auf dem Tisch des Psychopathen und professionellen Menschenzerteilers Dexter Morgan zu landen, erscheint mir schlimmer als ein Hirntumor. Erst gegen Mitternacht schaffen wir es ins Bett.

Dort liege ich wach. Warum geht ein so positiv eingestellter Mensch wie ich so schlecht mit diesen negativen Gedanken und Gefühlen um? Ich sage zu mir selbst, dass ich eine superpessimistische Sauergurke bin. Wenn ich diesen Gefühlen weiter ihren Lauf lasse, wird mich die Verzweiflung verschlingen.

Schließlich schlafe ich ein, um gegen sechs Uhr wach zu werden, weil Tygo zu mir ins Bett kriecht. Der Regen prasselt ans Fenster. Obwohl ich das Haus etwas zu spät verlasse, erwische ich die Straßenbahn gerade noch. Ich checke ein und setze mich neben eine mürrisch dreinschauende Frau. Um so wenig Platz wie möglich in Beschlag zu nehmen, nehme ich meine Laptoptasche auf den Schoß. Die Frau trägt einen langen beigen Mantel und riecht nach einer Mischung aus billigem Parfum und Zigaretten. Sie mustert mich mit einem kritischen Blick. Ich lache ihr freundlich zu und wünsche ihr einen guten Tag.

»Wer sagt denn, dass ich einen guten Tag habe?«, keift sie zurück. »Ein Scheißtag ist das, Krebs könnte man davon kriegen.« Ich spüre, wie mir das Lächeln auf dem Gesicht gefriert. »Ach ja, haben Sie überhaupt ordentlich eingecheckt? Diese ganzen verdammten Schwarzfahrer kotzen mich an.«

Ich rutsche auf meinem Sitz herum. Ganz eindeutig bin ich neben einer superpessimistischen Sauergurke gelandet. Ich erkenne die Symptome. Aber in diesem Augenblick möchte ich nichts lieber, als sie über meine Situation zu informieren. Ihr mitzuteilen, dass ich die Stunden bis zum Ergebnis meines MRT-Scans zähle. Dass es mir sehr gut gefallen würde, einfach nur einen Tag zu erleben, an dem ich meine Mitmenschen grundlos vollmeckere. Ich muss an meine Grübeleien der letzten Nacht denken und an einen Artikel von Jeff Weiner, dem Geschäftsführer von LinkedIn. Den habe ich neulich gelesen. Weiner hat in einem Interview gesagt, dass er Mitgefühl als eines der wichtigsten Elemente für eine erfolgreiche Unternehmensführung und Führungsqualitäten betrachtet. »Menschen sind soziale Wesen, ausgerichtet auf Zusammenarbeit und Verbundenheit«, hat er gesagt, »und wenn dieses Gefühl der Verbundenheit fehlt, fühlen wir uns unglücklich.«

Vorsichtig schaue ich zur Seite, direkt in ihr saures Gesicht. Ich versuche, Mitgefühl aufzubringen. Ich entspanne mich ein wenig. Als sie aufsteht, hebe ich ihre schwere Einkaufstasche vom Boden auf und helfe ihr zum Ausgang. Sie schaut mich aus großen Augen an. Als sich die Tür öffnet, unterstütze ich die Frau und nehme ihre Hand, damit sie ohne Probleme aussteigen kann, dann reiche ich ihr die Tasche. Langsam breitet sich ein kleines Lächeln auf ihrem Gesicht aus.

»Von Ihnen kann die Jugend von heute noch etwas lernen, junge Dame.«

Ich erwidere ihr Lächeln und sage: »Noch einen wunderschönen Tag.«

Mein Herz vollführt einen kleinen Sprung. Geschafft! Mit einem guten Gefühl setze ich mich wieder hin. Mitgefühl ändert nichts an meinem Scan-Resultat, aber es macht ihren und meinen Tag ein bisschen besser. Ich schaue auf die Uhr. Noch sechzehn Stunden Daumendrücken bis zu den Ergebnissen.

Die letzten Stunden der Unsicherheit verbringe ich wie eine Schülerin mit Arbeitsvermeidungsverhalten. Eine Deadline für einen Auftraggeber steht an, deshalb arbeite ich zu Hause, und die Kinder sind in der Krippe, aber statt konzentriert einen Marketingplan zu erarbeiten, surfe ich den größten Teil des Tages auf YouTube herum, wo ich Musik für meine Bestattung aussuche. Danach lese ich Blogeinträge von ernsthaft kranken Menschen. Und währenddessen esse ich so viel Schokolade, dass mir davon ganz übel wird. Ich lache über witzige Katzenfotos, hinfallende Leute und andere Videos auf *Lucky TV*.

Danach räume ich die Kinderzimmer auf, mache die Betten und nehme den Staubsauger zur Hand. Mit Staubsaugen befriedigt man das Bedürfnis nach Kontrolle über die eigene Lebensumgebung, das habe ich irgendwo gelesen. Ich bin inzwischen fast mit der Treppe fertig und wende mich gerade der Decke zu, als das Telefon klingelt.

Meine Mutter ist dran – sie will ihre Angst vor dem Ergebnis mit mir teilen.

»Wie geht es dir, Liebes? Ich musste dich einfach anrufen, ich halte es nicht mehr aus, ich bin so nervös, einfach unglaublich!« Ihre Stimme zittert ein bisschen.

Ich hole tief Luft und versuche nett zu ihr zu sein, aber es gelingt mir nicht. Ich explodiere.

»Und warum machst du jetzt so einen Aufstand deswegen? Das nützt mir doch überhaupt nichts? Jetzt fühle ich mich wegen dir noch schlechter. Es ist ja wohl mein Krebs, oder etwa nicht? Sei doch froh, dass du gesund bist!«

Meine Mutter bleibt unausstehlich ruhig und führt Osho ins Feld.

»Einfach weiteratmen, Schatz. Das würde dir auch Osho sagen, der indische spirituelle Lehrer: Du kannst der Dunkelheit nur begegnen, indem du es Licht werden lässt. Verstehst du?«

»Dann mach eben verdammt noch mal das Licht an!« Meine Stimme klingt schwer vor Tränen.

Deshalb hält meine Mutter jetzt den Mund, schließlich kenne ich die Antwort schon. Das Licht, die Liebe muss ich in mir selbst finden.

Ich sage zu ihr, dass ich sie lieb habe und sie sofort anrufen werde, wenn ich morgen die Ergebnisse bekomme. Den Staubsauger stelle ich wieder in den Schrank, denn die Decke sieht noch ganz wunderbar aus. Einstürzen wird sie bis auf Weiteres jedenfalls nicht.

Dann ziehe ich meine Joggingsachen an. Vielleicht bringt mich ja eine Runde durch den nächsten Park auf andere Gedanken? Erst noch kurz auf Facebook. Eine Freundin hat gerade ein Foto von einem selbst gemachten Quinoa-Salat eingestellt. »Eine kleine Auszeit«, steht darunter.

In diesem Moment verspüre ich das dringende Bedürfnis, die Stirn ein paarmal auf die Tischplatte zu knallen, bis ich mich besser fühle. Als gäbe es nichts Wichtigeres im Leben. Dass sie es ganz offensichtlich notwendig findet, den ganzen Tag Körner und Kerne zu konsumieren, ist gar kein Problem, aber dann auch noch ein Foto davon mit dem Hashtag »healthy« im Internet einstellen, das geht wirklich zu weit. Kurz erwäge ich, sie wegen ihres öffentlichen Gebrabbels über Superfoods ebenso öffentlich als Quinoa-Tante zu beschimpfen, entscheide mich dann aber doch für die einfache Version und entfreunde sie.

Kurz darauf sitze ich im Auto. Durch den Stress habe ich komplett vergessen, dass ich gar nicht fahren darf – erst ein Jahr nach der Operation darf ich mich wieder hinters Steuer setzen. Unsicher steuere ich den Stadtpark Amsterdamse Bos an. Als ich das VU passiere, spüre ich, wie sich mir die Haare auf den Armen aufstellen. Ich passe überhaupt nicht auf, überfahre an einem Zebrastreifen fast einen alten Mann, der gerade die Straße überquert. Er zeigt mir den Mittelfinger.

»Scheißleute! Scheißkrankenhaus! Blöder Scheißkram!!!«, brülle ich in Richtung Windschutzscheibe. Dann schneide ich ein anderes Auto, um links abbiegen zu können. Es ist ein Wunder, dass ich eine Stunde später lebendig zu Hause ankomme – verschwitzt, aber ohne tote Tiere oder Menschen im Kühlergrill. Inzwischen bin ich völlig am Ende, wie gerädert und total erschöpft.

Peter hält beim Heimkommen wohlweislich den Mund, auch als ich in Tränen ausbreche, während ich Tygo vorlese. Ich trage meinen Sohn die Treppe hoch und lege ihn ins Bett.

Dort findet mich Peter, als er nach kurzer Zeit nachschaut, wo ich denn bleibe. Ich bin während des Gutenachtsagens an Tygo geschmiegt eingeschlafen, sodass Peter gezwungen ist, mich in unser großes Bett zu schleppen. Dort wache ich Wunder über Wunder erst am nächsten Morgen gegen sechs Uhr wieder auf, weil Tygo ins Bett geklettert kommt und seinen warmen Kleinkinderkörper an mich schmiegt.

16.

Tygo und Eline winken mir durch die Fensterscheibe, als ich kurze Zeit später aufs Fahrrad steige. Peter wirft mir eine Kusshand zu. »Bis später«, rufe ich und schicke eine Kusshand zurück.

Als ich im Waschbetonplattengebäude der Kanzlei van Schoonhoven ankomme, führt mich mein erster Weg zum Kaffeeautomaten. Hugo hat den heutigen Tag zum *Casual Wednesday* erklärt und den Dresscode aufgehoben; er flirtet in einer roten Cordhose mit der neuen, extrem blonden Sekretärin. Als ich an ihm vorbeigehe, winke ich ihm mit meinem Cappuccino zu. Hugo schaut mich forschend an.

»Also ... Vielleicht kriege ich gleich die Ergebnisse von meinem Scan«, versuche ich so lakonisch wie möglich zu sagen. Er schaut mich einfach nur weiter an. »Aber na ja, Unkraut vergeht nicht, heißt es, das wird ja wohl stimmen?« Ich rühre in meinem Cappuccino und beiße die Zähne zusammen. Jetzt nicht weinen. Nicht jetzt. Hugo nickt mir zu, ich starre auf das Poster von Vincent van Goghs *Kornfeld mit Krähen* hinter ihm. Wäre ich noch einer von diesen Vögeln, dann würde ich vor allem davonfliegen, was mit Krebs, Tumor und Krankenhaus zu tun hat.

Um kurz vor eins mache ich mich auf den Weg ins Krankenhaus. Peter ruft mich an, weil er wissen will, ob ich schon unterwegs bin. Das Herz hämmert mir nur so in der Brust, als ich fünf Minuten später am VU eintreffe. Peter steht wieder in der Raucherecke und zwinkert mir zu, als er mich sieht. Ich ziehe mir den Rock zurecht, wühle in meiner Tasche nach dem Lippenbalsam. Also los.

Die neurochirurgische Abteilung der Poliklinik ist inzwischen bekanntes Terrain. Trotzdem würde ich am liebsten auf dem Absatz umdrehen. Warum können sie einem die Ergebnisse nicht einfach am Telefon mitteilen?

Glücklicherweise brauchen wir diesmal nicht so lange zu warten. Dr. van Vleuten van der Zaag holt uns diesmal zu früh aus dem Wartezimmer ab, was ich als schrecklich schlechtes Zeichen interpretiere. Er lacht uns zu, und ich hoffe, Peter wird sein Lachen erwidern. Mir will das nicht gelingen.

»Sie kennen ja den Weg«, witzelt er. Wie viele Patienten wohl auf dem Weg zu diesem entscheidenden Moment aus purem Stress einen epileptischen Anfall bekommen? Ich spüre, wie ich nach der Wand fasse, um ein wenig Halt zu finden. Ich habe es fast bis zur Tür seines Sprechzimmers geschafft. Dort holt mich Dr. van Vleuten van der Zaag ein und bringt seine Lippen ganz nahe an mein Ohr.

»Der Scan sieht gut aus.«

Lachend betritt er hinter uns das Zimmer. Ich frage mich, wann wohl der Moderator von *Verstehen Sie Spaß?* aus einer Ecke springen wird, um mir mitzuteilen, dass das alles nur ein Witz ist, dass ich mir keine Illusionen darüber zu machen brauche, wie lange ich noch zu leben habe, dass ich immer noch morgen sterben werde.

Ich kann nicht lachen, nicht weinen, aber auch nicht reden. Glücklicherweise übernimmt Peter das. Der stupst mich an.

»Verdammt noch mal, so eine gute Neuigkeit. Ingeborg, so eine gute Neuigkeit, Scheiße noch mal!«

Ich lasse mich auf den weißen Plastikstuhl sinken, unserem Helden mit der Säge gegenüber. Vielleicht zweifelt er ja an seinen Operationskünsten, vielleicht geht er davon aus, dass er aus Versehen meinen Verstand kaputtgesägt hat, denn ich sitze immer noch apathisch da und starre ihn an. Dann dreht er den Monitor in unsere Richtung.

Ich kann sehen, dass es *wirklich* stimmt. Wirklich. Wo der riesengroße weiße Tumorschwamm saß, ist jetzt ein großes schwarzes Loch zu sehen. Dr. van Vleuten van der Zaag klopft mit einem Stift gegen den Bildschirm.

»Schauen Sie, an dieser Stelle saß der Tumor. Und da, die weißen Pünktchen – das sind die Stücke, die ich nicht rausholen konnte. Der Rest ist weg. Und nichts nachgewachsen, alles sieht gut und ruhig aus.«

Peter und ich kneifen uns gegenseitig in die Hände und schauen Dr. van Vleuten van der Zaag an wie zwei Versuchskaninchen auf Drogen. Ein kurzes Schweigen senkt sich über das Sprechzimmer. Nur das Ticken der Uhr ist zu hören.

Dann stehen Peter und ich auf und gehen zur Tür. Wir schütteln Dr. van Vleuten van der Zaag fröhlich und dankbar die Hand. Aufgekratzt laufen wir zur Rezeption, wo wir bei Frau Gymnastikreifen einen Termin für in sechs Monaten vereinbaren. Ein halbes Jahr. Das bedeutet, sechs Monate lang nicht an Krebs oder Hirntumor denken. Oder läuft das in der Praxis nicht so? Peter gibt mir einen Kuss und sagt, dass er mich liebt. Ich kneife ihn in die Hand und fühle mich stolz, froh und erleichtert.

Den Rest des Tages verbringen wir zusammen, die Computer schalten wir gar nicht erst ein. Peter hat sehr viel damit zu tun, sich eine neue Arbeit zu suchen. Kurz vor Elines Geburt hat er seinen Job verloren. Die Bank, bei der er angestellt war, musste 120.000 Leute entlassen. Eigentlich ein Geschenk des Himmels. Peter hatte schon länger etwas anderes machen wollen, und ich verspürte den Wunsch, die Rolle der Brotverdienerin zu übernehmen. Damals konnte ja keiner ahnen, dass ich nach zehn Wochen als Mutter von zwei Kindern im Krankenhaus sitzen und zu hören bekommen würde, dass es in meinem Kopf einen Tumor gibt. Schließlich entschieden wir zusammen, das Ganze etwas ruhiger anzugehen und nach der Operation weiterzusehen. Wir hatten noch genug Reserven für unsere anfallenden Kosten.

Inzwischen sind seit der Operation drei Monate vergangen, ich gehe wieder arbeiten, und Peter sucht einen neuen Job. Und das, obwohl er eigentlich schon mehr erledigt als einen Fulltime-Job: Er kümmert sich nämlich sehr viel um unsere Kinder, das finde ich fantastisch, wirklich ganz großartig, und er hätte schon längst einen Orden dafür bekommen müssen. Denn für zwei kleine Kinder zu sorgen, ist wirklich heftig. Tygo befindet sich mit fast drei Jahren mitten in seiner extremen Trotzphase, und Eline will alles Mögliche machen, was sie mit ihren zehn Monaten noch nicht kann, deswegen schreit sie viel und weint aus Frustration.

Heute sind die beiden in der Krippe, darum verbringen wir die Stunden nach dem guten Ergebnis und bis zur Abholzeit damit, zusammen Mittag essen zu gehen. Als wir einander gegenübersitzen und darauf anstoßen, dass wir Damokles mit seinem Schwert wieder für ein halbes Jahr entkommen sind, schaue ich Peter an.

»Wie geht es dir eigentlich?«, will ich von ihm wissen.

Er wischt sich eine Träne weg. Ich nehme seine Hand. Dann erzählt er, dass er sich gerade mit einer kompletten Neuorientierung befasst, was seine Karriere betrifft. Dass die Bankenwelt ihn eigentlich nicht glücklich macht. Dass er mir das schon vor drei Monaten hatte erzählen wollen, sich aber alles nur um mich dreht. Operation, Reha … Und jetzt, wo wieder alles normal sein sollte, muss er sich immer noch mit meinen Verhaltensänderungen auseinandersetzen.

Ich schlucke. Über diese Dinge gehe ich im Moment gern hinweg. Dr. van Vleuten van der Zaag hat uns darauf hingewiesen: Es kann vorkommen, dass jemand bis zu einem halben Jahr nach der Operation ein völlig anderer Mensch ist, aber mit mir kann man es doch eigentlich relativ gut aushalten?

Behutsam weist mich Peter darauf hin, dass ich mich in den letzten Monaten ziemlich oft sehr grob verhalten habe. Darüber hat er mit Marye gesprochen, und die findet mich in letzter Zeit nicht nur extrem chaotisch, sondern auch geistesabwesend, desinteressiert und unhöflich.

Es fühlt sich an, als würden mir sechs Möwen gleichzeitig auf den Kopf scheißen. Jetzt wäre es angebracht, in Tränen auszubrechen. Ich warte auf die Traurigkeit, bin allerdings vor allem verblüfft darüber, dass diese vertraute Emotion ausbleibt. Normalerweise wäre ich sicher verletzt, wenn mich Peter auf diese Weise mit meinem eigenen Benehmen konfrontieren würde, aber jetzt passiert überhaupt nichts. Ich denke nicht einmal daran, dass seine Liebe zu mir vielleicht weniger wird, weil ich wegen der Krebserkrankung in den vergangenen acht Monaten die ganze Zeit gejammert habe. Ich denke gar nichts. Ich schaue ihm ins Gesicht. Peter sagt, er hoffe auf meine Unterstützung, und dass wir das hier zusammen schaffen müssen.

Ich zwinge mich zu einem Lächeln und gebe zurück, das würde ich tun. Dann erkläre ich, dass ich neben der Arbeit für das Anwaltsnetzwerk auch noch andere Dinge in der Mache habe. Veranstaltungen organisieren, PR-Pläne schreiben, solche Sachen.

Peter seufzt. Ich tue es schon wieder – hier geht es nicht um mich, sondern um ihn. Mittlerweile versuche ich, alles sacken zu lassen. Aber ich verspüre nur den Wunsch wegzulaufen, nach draußen.

Wenig später schlurfen wir schweigend zum Auto. Kurz bevor wir die Straße erreichen, in der unser Wagen geparkt ist, bleibe ich stehen.

»Ich habe darüber nachgedacht«, erkläre ich. »Ich werde dich unterstützen, Peet, in allem, was du vorhast. Sorg du nur dafür, dass du wieder einen Job findest, dass dich deine Arbeit glücklich macht. Wir wissen ja sowieso nicht, wie sich die Krankheit in meinem Kopf entwickeln wird, darum müssen wir mit dem vorliebnehmen, was wir im Moment haben. Und jetzt geht es mir gerade gut, also musst du deinen Traum leben.«

»Amen«, sagt Peter. Wir lachen beide.

»Was möchtest du denn jetzt eigentlich machen?«, frage ich.

Wie sich herausstellt, will er als Producer für einen Fernsehproduzenten arbeiten. Wieder bleibe ich stehen. Ich schlucke, und mir wird klar, dass ich Peter liebe. Wegen seiner Umsicht. Seiner Starrköpfigkeit. Seinem Entschluss, wirklich das zu tun, was ihm gefällt, weil das Leben seltsame Wege gehen kann. Typisch Peter. Er hat sich dafür entschieden, seinem Wohlbefinden mehr Bedeutung beizumessen als dem Geldverdienen, er räumt die Hindernisse aus dem Weg und folgt seinem Wunsch. Er vollzieht eine Wende um hundertachtzig Grad und verhält sich so, als würde er davon ausgehen, dass es schon funktioniert. Und indem er sich darauf konzentriert, funktioniert es auch.

Peter zündet sich eine Zigarette an. Ich bin immer noch böse auf mich selbst. Ich habe so viel, was mich glücklich machen sollte: einen Mann, der mich liebt, zwei gesunde Kinder, genug Arbeit, um unsere Familie über Wasser zu halten. Aber ich dichte diese Tatsachen mit negativen Gefühlen ab.

17.

Auch wenn ich nach acht Monaten langsam wieder die Alte werde (zum Glück erweisen sich die Verhaltensänderungen als vorübergehend) und obwohl, wie es ein guter Freund formuliert, das »frühere Ingeborg-Funkeln« in mein verbales und nichtverbales Benehmen zurückkehrt, bleibt es ein Frühling voller Herausforderungen.

Ich organisiere eine Benefizveranstaltung für die Stiftung *Stoppt Hirntumore*, was meiner Energie einen positiven Schub verleiht, vernachlässige aber darüber andere Projekte und erhalte sogar eine offizielle Abmahnung aus Amerika: Ich bin zu selten auf der Südachse anwesend. Das merke ich zu Hause vor allem am Finanziellen. Es kommt zu wenig herein, jetzt wo Peter in seinem viel schlechter bezahlten Traumjob tätig ist, und wo ich zu wenige Stunden gegen Geld arbeite.

Den größten Teil der Zeit verbringe ich mit Dingen, die mir ein positives Gefühl geben. Ich organisiere Feste für gute Zwecke, gehe mit meinen Kindern auf den Spielplatz, trinke mit Schicksalsgenossen Kaffee, treffe mich mit Freunden und Freundinnen auf ein Bier, jogge durch den Park.

Als der Sommer anbricht, sind wir ziemlich pleite, auch wenn es mir sehr gut geht. Ich fühle mich gesund, topfit, leide kaum unter Beschwerden, die mit dem Tumor zu tun haben, und verbringe ein aktives Sozialleben mit Peter, den Kindern, unserem Freundeskreis. Das ständig anwesende Gefühl der Unruhe bespreche ich zweimal pro Monat mit der Psychologin Maryleen Dupree, die das Gefühl weiterhin als »Lebenshast« bezeichnet. Immer wieder sagt sie, dass ich im Jetzt leben muss, und sie rät mir, doch einmal »schön mit der Familie wegzufahren«.

Ich muss an unseren letzten Familienurlaub denken, an die letzten Ferien, die wir zu viert erlebt haben. Eline war damals acht Wochen alt. Ich hatte mir selbst zehn Wochen Mutterschutz geschenkt, deswegen hatten wir uns überlegt, eine kleine Reise kurz vor meiner Rückkehr ins Arbeitsleben wäre schön. Wir fuhren mit einem bis unters Dach vollgestopften Auto nach Frankreich: Windeln, ein kleines Fahrrad für Tygo, das Campingbett, Schwimmreifen und Kinder-DVDs.

Während Peter am Steuer saß, machte ich kurz die Augen zu. Das Gequengel von der Rückbank verwandelte sich in ein Hintergrundgeräusch, und ich dachte an die warmen Sommer zurück, die Peter und ich früher zu zweit miteinander verbracht hatten. Ausschlafen, zu Mittag Meeresfrüchte essen, lesen, sich am Strand betrinken, Sex in der Brandung, ein spätes Abendessen und dann aneinandergeschmiegt auf einer schlaffen Luftmatratze einschlafen. Dann wieder ausschlafen, Mittagessen …

Diese Bilder zogen während der Autofahrt wie ein Traum an mir vorüber. Wie viel sich in den vergangenen acht Jahren verändert hatte! Als wir an einer Tankstelle hielten, schaute ich mich um. Es war, als sähe ich meine Familie zum ersten Mal.

Peter stand leicht vornübergebeugt mit der Benzinpistole in der Hand da. Unsere Blicke trafen sich, und er zwinkerte mir zu. Ich drehte mich um. Meine Tochter lag im Maxi-Cosi und heulte unzufrieden vor sich hin. Mein Sohn hatte sich die Flasche mit der Sonnenmilch geschnappt. Im Rückspiegel konnte ich den vollgepackten Kofferraum sehen. Obendrauf lagen mein Laptop (natürlich musste ich mich für die Zeit nach dem Mutterschutz in verschiedene juristische Fragen einarbeiten), Taschen voller Essen (es könnten ja plötzlich alle Geschäfte geschlossen haben) und Alkohol (unverzichtbar!).

Eine Stunde später fuhren wir durch Belgien. Unsere Tochter schrie immer weiter, und ihr Bruder brüllte auch nur noch. Mein müder Kopf explodierte fast wegen dieses Lärmpegels. Ich entschied mich dafür, hinten zu sitzen, und sang leise »Schlaf, Kindchen, schlaf«, während ich Eline mit einem Plüschkaninchen abzulenken versuchte. Sie schrie unbeeindruckt weiter, deswegen legte ich sie an. Für den Rest der Fahrt blieb sie an meiner Brust. Als wir die französische Grenze überquerten, wurde mir schon ganz übel, weil mir die Brustwarzen so wehtaten. Ich gab nicht auf, schließlich war es für Peter auch ein Urlaub, und glücklicherweise hat Gott uns Frauen mit zwei Brüsten ausgestattet, aber es war alles andere als entspannend.

Peter tat das Seine, indem er ordentlich aufs Gas trat: Wir rasten mit zweihundert Stundenkilometern über die *Autoroute du Soleil.* Eline hatte ungefähr das Sechsfache ihrer üblichen Muttermilchration zu sich genommen und kotzte deswegen alles voll. Tygo machte aus Wut fast den iPad kaputt, weil der seinen Film mit dem lustigen Clown nicht abspielen wollte. Vor meinen Augen tanzten schwarze Flecken und Lichtblitze.

Während der restlichen Ferien hatte ich Probleme mit einem Kribbeln in Armen und Beinen, Ohrensausen und Übelkeit. Ich schlief sehr schlecht und wurde jede Stunde wach, weil meine Gliedmaße zuckten. Zwei Wochen später stellte sich heraus, dass diese epileptischen Anfälle nur die Vorboten des großen Anfalls waren. Der Tumor hatte angefangen, Kurzschlüsse zu verursachen.

Ich schweige. Maryleen hat meinem Bericht aufmerksam gelauscht.

Kurz bleibt es still.

»Es tut mir leid, dass diese erste Familienerfahrung wegen der Krankheit zu so einer unschönen Erinnerung geworden ist.«

Ich schaue sie mit glasigem Blick an.

»Als wäre ein *All-inclusive*-Urlaub irgendwo in der Sonne mit rundum Kinderbetreuung eine schöne Erinnerung gewesen«, schnauze ich sie an. »Zwei Wochen später habe ich zu hören bekommen, dass ich Krebs im Kopf habe, verdammt noch mal. Das macht auch der beste *Piña Colada* nicht wieder wett, Sie blöde Kuh!« Das rutscht mir heraus, bevor ich noch weiß, wie mir geschieht.

»Sorry!«, schiebe ich erschrocken hinterher.

Maryleen macht ihr »Und jetzt ist sicher alles meine Schuld«-Gesicht, ist jedoch zu erfahren, um das Ganze persönlich zu nehmen. Das wird sie wohl in ihrem allerersten Jahr als psychoonkologische Therapeutin gelernt haben, überlege ich mir. Ich seufze. Ich bin müde. Und sehr traurig, aber das hebe ich mir für die Fahrradminuten auf dem Heimweg auf.

18.

»Du bist, wen du kennst.« Mit diesem Slogan hat sich das Onlinenetzwerk LinkedIn in den Niederlanden auf den Markt gewagt. Sehr praktisch für selbstständige Kommunikationstypen wie mich. Neben meiner freiberuflichen Arbeit bei van Schoonhoven bleibt mir noch ein wenig Zeit für andere Projekte, deswegen treibe ich mich regelmäßig auf der Webseite herum und suche nach neuen Möglichkeiten bei potenziellen Auftraggebern.

Und das mit Erfolg: Heute bin ich bei einer großen Anwaltskanzlei eingeladen, wo man mich möglicherweise gebrauchen kann. Als ich am Morgen meinen anthrazitfarbenen Hosenanzug anziehe, freue ich mich auf den Termin. Auch wenn ich befürchte, dass die Kommunikation von typischen Management-Ausdrücken durchsetzt sein wird. Diese Vermutung hege ich, seit einer der Manager mir eine E-Mail geschickt und sich erkundigt hat, ob ich vorbeikommen wolle. Man sei nämlich auf der Suche nach »einem *Teamplayer*, der der Abteilung für Geschäftsfeldentwicklung 2.0 einen *Boost* versetzen kann.«

Ich habe sofort zurückgemailt. Ich war genau die, die sie suchten. Ich bin nämlich eine Macherin – das ist das Synonym für eine nicht allzu träge Person mit einer *Can-do*-Mentalität und einer *Hands-on*-Persönlichkeit.

Wir vereinbarten also einen Orientierungstermin, bei dem wir einander fleißig *challengen* würden. Ich bin gespannt!

Kurze Zeit später erreiche ich die Parkfläche eines beeindruckenden Glasgebäudes. Niemand hier würde auch nur auf die Idee kommen, mit dem Fahrrad zu erscheinen. Ich schaue mich um und sehe eine Reihe Boliden um die Wette glänzen, als würden sie zweimal am Tag geputzt. Vorsicht ist besser als Nachsicht, deswegen stelle ich mein Fahrrad mit den Kindersitzen unauffällig um die Ecke ab. Lieber auf Nummer sicher gehen, denke ich, während ich meine Weste geradeziehe, ein wenig Lipgloss auflege und durch die Drehtür das Gebäude betrete. Ich werde von einer mürrisch dreinschauenden Empfangsdame begrüßt.

»Ich habe einen Termin mit Herrn Norbert Clement.«

Wieder dieser missmutige Blick. Ich bekomme ein Namensschild und darf dann weiter ins Wartezimmer. Aber gerne doch! Mit geradem Rücken tripple ich so elegant wie möglich die Stufen hoch, am Bürogarten vorbei.

Ich höre Leute tippen, niesen, husten, telefonieren, fluchen, alles durcheinander.

Ansonsten werde ich von bleich wirkenden, oft bebrillten Männern angestarrt. Hier und da entdecke ich auch eine Frau, das Haar zum Dutt hochgesteckt und mit sehr viel rotem Lippenstift. Ich werfe ein »Guten Morgen« in den Raum, das an niemanden im Besonderen gerichtet ist. Dann galoppiere ich zum Kaffeeautomaten. Dort beschäftige ich mich damit, Milchschaum in eine *Iittala*-Designtasse zu füllen, bis ich einen Latte macchiato fabriziert habe, der sich sehen lassen kann. Jetzt nur noch den Milchschaum wegwischen, den ich bei der Aktion überall verteilt habe.

Leider bleibt mir keine Zeit, alles wieder in Ordnung zu bringen.

»Frau van Beek?«, poltert jemand hinter mir.

Ich drehe mich um: Vor mir steht Norbert Clement, den ich bisher nur im Briefmarkenformat kenne, von seinem Foto auf LinkedIn. Er streckt mir die Hand entgegen, und ich schüttle sie, wie es sich gehört: kurz und kräftig. Seine Hand ist sehr groß. Der Rest von ihm auch. Und fleischig.

Ich schaue ihm auf den kahlen Kopf mit den wenigen grauen Haarbüscheln. Er reibt sich über den Schädel.

»Auch glatzköpfige Männer können sich in die Haare geraten, wissen Sie.«

Ich lächle. Norbert selbst findet seinen Witz superlustig, denn er lacht polternd, bis wir den Konferenzraum betreten. Er bedeutet mir, ich solle mich auf einen Stuhl setzen.

Das tue ich, und dann schaue ich durch die großen Glasscheiben nach draußen. Wir befinden uns direkt gegenüber vom VUmc. Das Gebäude mit der Anwaltskanzlei grenzt an einen Anbau des Krankenhauses. Ich werde ganz steif.

Der Schweiß läuft mir über den Rücken. Meinen Pitch habe ich gut vorbereitet, aber ich habe mir überhaupt nicht überlegt, ob ich meine Krankheit erwähnen soll oder nicht. Mache ich damit nicht meine Chancen genauso kaputt, wie mein Chirurg die kranken Zellen vernichtet? Traue ich mich überhaupt, darüber zu sprechen? Im Alltagsleben will ich die Leute um mich herum lieber nicht mit meinen Sorgen belasten – ein typisch holländischer Charakterzug. Aber was das Geschäftliche betrifft, ist es ganz und gar unpraktisch, so einen Hirntumor mit an den Verhandlungstisch zu bringen.

Die Heldin in mir würde gern tapfer aus freien Stücken davon anfangen.

Maryleen würde mir zur Offenheit raten. Aber dann müsste ich auch berichten, dass mir die Epilepsie zu schaffen macht, dass ich alle sechs Monate kotzend vor Stress über der Toilette hänge, weil ein neuer MRT-Scan ansteht, und dass ich – na ja, da gäbe es einiges zu berichten.

Das klingt dann so, als wäre der Krebs eine sehr große Sache und würde über mein Leben bestimmen. Aber eigentlich geht es mir gerade sehr, sehr gut. Ich arbeite viel und hart, kann ohne größere Probleme einen Halbmarathon absolvieren, und wegen meiner Lebenshast stehe ich allem Neuen und Spannenden aufgeschlossen gegenüber. Die ideale Arbeitnehmerin, so gesehen. Wenn sich nur der Tumor ruhig verhält, schiebe ich in Gedanken hinterher.

»Nett, was?«, sagt Norbert plötzlich. »So mit Ausblick auf den Krankenbunker?« Er deutet auf das Gebäude uns gegenüber. »Witzig, mein Nachbar arbeitet da – der verdient sein Geld damit, anderen Leuten im Kopf herumzuschneiden. Der darf den ganzen Tag über Krebserkrankungen herfallen. Für mich wäre das ja nichts.« Er lacht laut, mit weit aufgerissenem Mund. Ich zähle seine Zahnfüllungen.

Mein Selbstvertrauen liegt inzwischen in Scherben unter dem Tisch. Ich habe einen trockenen Mund und bringe fast nichts mehr heraus. Ob ich gleich einen Herzanfall bekomme?

Ich beschließe, das Gebäude so schnell wie möglich zu verlassen, aber Norbert Clement will natürlich mit mir über meine mögliche Aufgabe sprechen.

Zum Glück ist *Monsieur Clement* sehr von sich eingenommen. Er genießt es sichtlich, gut zwanzig Minuten über sich selbst zu reden. Wenn er kurze Pausen macht, werfe ich etwas über *Benchmarking* und *Issues* mit den *Stakeholdern* dazwischen, die *gemanagt werden* müssen. Vor lauter Elend läuft mir förmlich das Blut aus den Ohren.

Und dann, eine Dreiviertelstunde später, erreichen wir das Ende der Unterhaltung – keine Minute zu früh. Norbert rundet alles ab, indem er verkündet, dass er das *Brainen* mit mir sehr interessant fand (*Brainen*: ein nicht mehr ganz neuer Anglizismus für *besprechen*), und begleitet mich bis an die Treppe.

Draußen riskiere ich einen raschen Seitenblick auf das VUmc. Das Gebäude schaut mich böse an. »Eine Arbeit lohnt sich, wenn sie es uns durchgehend ermöglicht, uns auf das Leben zu besinnen.« Das habe ich einmal irgendwo gelesen. Und ich fürchte – eigentlich weiß ich es bestimmt –, dass mir das nicht sehr gut gelingen wird, wenn ich durch jedes Fenster meines Arbeitsplatzes auf das Krankenhaus schauen muss, in dem ich vielleicht meinen letzten Atemzug tun werde.

19.

Ich will nicht sein, wo ich jetzt bin, oder dass es so bleibt, wie es jetzt ist. Ich will es anders.

Ich sitze am Tisch, vor mir liegt ein leeres Blatt Papier. In einer Stunde habe ich einen Termin im VUmc. Diesmal mit dem Neurologen, Dr. Ken Rooijakkers. Ich kenne ihn aus den paar E-Mails, die wir ausgetauscht haben, bin ihm aber noch nie persönlich begegnet.

Bis vor Kurzem hatte ich einen Neurologen in einem anderen Krankenhaus – dort, wo ich auch die Diagnose bekam. Aber weil ich im VUmc behandelt werde, von Dr. Karel van Vleuten van der Zaag, und man dort in multidisziplinären Teams mit verschiedenen Spezialisten arbeitet (also mit Ärzten aus der Onkologie, Radiologie und Neurochirurgie, die sich zusammensetzen, um speziell für mich einen optimalen Untersuchungs- und Behandlungsplan zu erstellen), werde ich jetzt zu hundert Prozent Patientin im VU.

Doch nun fühlt es sich so an, als müsste ich ein Bewerbungsgespräch bestehen: Ich bin nervös und will alles perfekt machen. Jetzt, wo ich seit einem Jahr Tumorpatientin bin, dachte ich, in der riesigen Krankenfabrik im Süden von Amsterdam ein wenig zurechtzukommen. Ich kenne mich schon ein wenig aus, bin nicht mehr vollkommen gestresst, wenn ich den erstbesten Weißkittel der Abteilung Neurologie/Neurochirurgie sehe, und kenne sogar schon einige Namen der Rezeptionistinnen. Aber jetzt kommt wieder ein Arzt dazu, und ich weiß nicht, was ich zu erwarten habe.

Wie gewöhnlich suche ich mein Heil im Internet. Ich

stoße auf die Publikation eines Neurologen aus Utrecht, in der er Hirntumorpatienten rät, sich auf die Begegnung mit dem Neurologen in ihrem Leben gut vorzubereiten. Es ist praktisch, führt er aus, wenn man schriftlich festhält, wie es in Bezug auf bestimmte wichtige Aspekte aussieht. Auf diese Weise listet der Patient schon vor dem Termin die Beschwerden auf, die mit der Krankheit zu tun haben. Also los!

Ich notiere diese möglichen Beschwerden, ergänze sie mit meinem eigenen Status:

Kopfschmerzen: *Ja, regelmäßig. Vor allem nach einem anstrengenden Tag oder einer Nacht mit wenig Schlaf.*
Übelkeit: *Nur ab acht Gin Tonic.*

Lähmungserscheinungen: *Auch nur ab acht Gin Tonic; zeitlich begrenzt: Wenn der Morgen anbricht, kann ich mich wieder bewegen und nach zwei Paracetamol auch wieder sprechen.*
Probleme in Denken und Verhalten: *Siehe oben.*

Müdigkeit: *Siehe ebenfalls oben.*

So, denke ich. *Dr. Ken Rooijakkers wird stolz auf mich sein, weil ich mich so gut vorbereitet habe.*

Dann entdecke ich eine zweite Reihe mit Punkten, die es auszufüllen gilt. Da geht es um die »Folgen für das Funktionieren im täglichen Leben«.

Ich nehme ein neues Blatt Papier und greife nach dem Stift, schreibe auf:

Arbeit:

Hmm. Eine schwierige Frage. Ich kratze an meiner Narbe herum. Die Folgen des Tumors für meine Arbeit?

Abgesehen von den seltsamen Blicken, komischen Reaktionen oder Leuten, die mich aus Angst vor Ansteckung komplett ignorieren, ist eigentlich alles ganz in Ordnung. Ich kann noch wunderbar denken und funktionieren. Ist es das, was der Arzt hören will? Soll ich ihm von meiner Leidenschaft für Hilfsprojekte wie das uneigennützige Organisieren von Benefizveranstaltungen, Sponsorenwerben und anderen Dingen für den guten Zweck erzählen, die Geld einbringen? Versuche, gutes Karma aufzubauen.

Ich weiß die Antwort nicht. Ich schreibe: *Ich arbeite, also bin ich.* Hoffentlich versteht Dr. Ken Rooijakkers, was ich damit meine.

Hobbys: *Sind gut.*

Dabei belasse ich es. Sofort sehe ich alte Leute vor mir, die im Gemeindezentrum Eierlikör mit Schlagsahne in sich hineinlöffeln und dabei Bingo spielen. Früher hatte ich Hobbys. Damals schrieb ich in die Alben meiner Grundschulfreundinnen, dass ich ganz verrückt war nach »Shoppen, Quatsch machen und Ponyreiten«. Jetzt ist meine Arbeit mein Hobby. Ich arbeite gern hart und viel, und das macht mich glücklich.

Familie: *Superschön. Inspirierend. Gemütlich.*

Und anstrengend, manchmal frustrierend und harte Arbeit. Die Verantwortung und die Sorgen, die man mit zwei kleinen Kindern erlebt, sind schon schwierig genug, und wenn man dann auch noch einen Hirntumor hat, wird es richtig schlimm. Aber das brauche ich einem Arzt, der den ganzen Tag mit Krebspatienten umgeht, nicht zu erklären.

Eigenversorgung: *???*

Was soll das jetzt schon wieder sein. Masturbieren? Dafür habe ich kaum Zeit. Aber es klappt noch wunderbar, auch mit einem Tumor im Kopf. Ich schüttle den Kopf und schreibe auf: *Gut.*

Sexualität: *Hahahaha.*

Was geht es den Arzt an, wie mein Sexleben aussieht? Über mein Sexleben spreche ich nur, wenn ich sehr viel getrunken habe, und dann meistens, weil eine gute Freundin davon anfängt. Diese Frage macht mich neugierig, deswegen googele ich nach »Sex und Hirntumor« und finde heraus, dass viele Menschen sofort nach der Diagnose den Sex aufgeben. Eigentlich ist das seltsam. Man würde doch annehmen, etwas so Einfaches wie Sex wäre ein gutes Mittel gegen das Elend, das mit so einem Scheißkrebs im Kopf auf einen zukommt. Ich zweifle kurz, ob ich diese Gedanken dem Papier anvertrauen soll, entscheide mich dann aber für die sicherste Version.

Wir haben momentan andere Dinge im Kopf, schreibe ich auf.

Gott sei Dank. Ich habe die Liste geschafft.

Ich reiße die Blätter vom Block und stopfe sie mir in die Tasche. Noch zwanzig Minuten. Zeit, aufs Fahrrad zu steigen.

Heute werde ich mein Bestes geben. Sie können jemand anderen reinlegen.

Mit diesem Gefühl betrete ich die Abteilung für Neurologie/Neurochirurgie des VUmc. Auf dem Flur begegne ich Dr. van Vleuten van der Zaag, der ein Lied vor sich hin summt. Ich winke ihm zu. Warum ist er denn so fröhlich? Hat er gerade jemanden vor einer schleichenden Krankheit bewahrt, indem er einen Hirntumor völlig entfernen konnte?

Ich versuche in kampfeslustiger Haltung zum Warteraum

zu gehen, spüre jedoch, dass ich schwanke. Gerade eben stand mir noch der Sinn danach, alles ordentlich aufzumischen und mich selbst als die Patientin zu verkaufen, bei der wirklich alles gut läuft – jetzt bin ich plötzlich traurig, nervös und sehr, sehr einsam. Weil es mir nie, nie wieder bessergehen wird. Hätte ich doch nur Peter mitgenommen.

Ich sitze auf dem grünen Sofa im Wartezimmer, blättere in einer Zeitschrift, die schon drei Jahre alt ist, und pule mir dabei an den Fingernägeln herum. *Schön*, überlege ich, *in der Welt dieser Zeitschrift isst niemand Quinoa*. Vor mir habe ich Fotos von gedeckten Tischen mit Sahnequarktorte, Baisers und Cupcakes, auch mit Sahne verziert. Daneben stehen die sechs goldenen Tipps für einen herrlich gemütlichen *High-Tea*-Nachmittag mit anderen Leserinnen. *Das Kaffeetrinken ist schließlich der ideale Moment für einen Schwatz mit Freundinnen, und natürlich muss dabei eine voll beladene mehrstöckige Kuchenplatte auf dem Tisch stehen*, lese ich. Ich bin froh, dass hier gerade keine mehrstöckige Kuchenplatte in Reichweite ist, denn wahrscheinlich hätte ich sie sonst verwendet, um Selbstmord zu begehen.

Während ich die Möglichkeit eines Suizids mit mehrstöckiger Kuchenplatte erwäge – wahrscheinlich funktioniert der am besten, indem man sich die Spitze in die Halsschlagader rammt –, wird mein Name aufgerufen. Ich erhebe mich mühevoll von dem grünen Sofa und schaue hoch. Da steht er vor mir. Dr. Ken Rooijakkers! *Hal-le-lu-ja*. Wo haben sie wohl dieses seltene Exemplar hergezaubert? Er streckt mir seine Hand entgegen.

»Ken Rooijakkers, angenehm.«

Seine Stimme hat einen schwülen Klang, er trägt seinen weißen Kittel über einem pastellfarbenen Hemd. In der Brusttasche stecken Stifte (Warum müssen das eigentlich immer zwölf sein, reicht da nicht einer?), und unter dem Arm hat er einen Stapel braune Ordner (Patientenakten).

Ich laufe folgsam hinter ihm her, und meine Gedanken schweifen in die Vergangenheit ab, als mein Leben noch aus nicht mehr als *Essen – Schlafen – Spielen – Wiederholen* bestand. Ich besaß eine große Barbiepuppensammlung, und zum zehnten Geburtstag bekam ich Barbies männliches Pendant geschenkt: Ken. Wir erreichen sein Sprechzimmer, ich starre den Mann, der mir da gegenübersteht, pausenlos an. Ob das sein Künstlername ist? Oder ähnelt er aus purem Zufall der männlichen Barbie so sehr?

Dr. Ken Rooijakkers öffnet meine Akte, einen Ordner voller loser Blätter, A4-Seiten mit unleserlichen Aufzeichnungen und einigen meiner MRT-Aufnahmen. Mit seinen schönen, schlanken Männerhänden blättert er alles durch. Gerade eben im Warteraum war ich noch extrem depressiv, jetzt bin ich abgelenkt und kann sogar ein Lächeln hervorpressen. Ich hoffe, mein verkrampftes Grinsen zeigt nicht zu deutlich, wie elend ich mich eigentlich gerade fühle.

Er schaut kurz auf und nickt mir zu. Zitternd erwidere ich sein Nicken und merke, dass ich meine Aufzeichnungen immer noch in der Hand halte. Ich zerknülle das Papier und stecke es schnell in die Tasche.

Dann fixiere ich noch einmal kurz seine markanten Kiefer und versuche mich zu entspannen. Dr. Ken Rooijakkers – ich darf ihn Ken nennen – sagt: »Den Behandlungsansatz bei Hirntumorpatienten wie Ihnen nennt man multidisziplinär. Verschiedene Spezialisten begleiten den Verlauf Ihrer Erkrankung, und all diese Fachleute arbeiten eng zusammen. Deswegen wird jeder Behandlungsplan im Team besprochen. Es kann sein, dass einer der betreffenden Ärzte das ein oder andere mit Ihnen durchgeht, manchmal während sogenannter kombinierter Sprechstunden.«

»Und worin besteht dann Ihre Rolle in meinem Leben?«

Es klingt beinahe so, als würde ich ihn mit heimnehmen wollen. Ken lächelt und zeigt mir dabei seine fast perfekten Zähne. Dann beginnt er seine Erläuterungen zu den Auswirkungen der Neurochirurgie und der Radio- und Chemotherapie. Aber fürs Erste befasst er sich vor allem mit der Dosierung meiner Epilepsiemedikamente. Ich schlucke zweimal am Tag zwei verschiedene Tabletten, die verhindern sollen, dass ich mich mit Schaum vor dem Mund auf dem Boden wälze.

Das verstehe ich alles. Darf ich jetzt nach draußen, damit ich meine A4-Seiten voller geheimer Informationen über meinen Alkoholmissbrauch und mein Sexleben verbrennen kann? Und darf ich dann den betreffenden Neurologen vor den Kadi zerren, weil er mir übers Internet so wertlose Ratschläge erteilt hat?

Ken schaut mich freundlich an.

»Wie geht es Ihnen denn? Wenn ich das richtig verstanden habe, sind Sie eine junge Mutter und Kommunikationsstrategin. Dann setzt einem eine solche … Krankheit natürlich sehr zu.«

Ich bin kurz davor, mir meinen schlausten Gesichtsausdruck aufs Gesicht zu zaubern. Aber das geht schief. Ich breche in ein hysterisches Gelächter aus, und das verwandelt sich in den großen Kummer, den ich empfinde, seit ich vor einer halben Stunde die Krankenfabrik betreten habe. Ich sitze dem schönen Ken gegenüber und weine. Der lässt mich gewähren und nickt nur.

Nachdem ich tief Luft geholt habe, werfe ich den Kopf in den Nacken.

»Alles, wirklich alles, was mir Spaß macht, tue ich mit meinem Kopf. Schreiben, Kommunikationsratschläge geben, kreative Konzepte entwickeln … Wenn ich wählen dürfte …«

Ken beugt sich zu mir hin.

»Ja, Ingeborg, wenn Sie wählen dürften … Es ist einfach

scheiße, dass Sie ausgerechnet diese Krankheit bekommen haben, einen Hirntumor. Neurologische Ausfälle, kognitive Probleme, früher oder später wird Ihre Funktionsfähigkeit eingeschränkt werden, und Ihr Denken.« Ken lässt ein kurzes Schweigen entstehen.

»Aber im Moment läuft alles sehr, sehr gut, Ingeborg. Also müssen Sie herausbekommen, was Sie wichtig finden, und Ihr Leben auf der Basis dieser Erkenntnisse einrichten.«

Ich wische mir mit dem Ärmel die Augen. Dann stehe ich auf, und dadurch verpasse ich die letzten Sätze von Ken Rooijakkers. Ich habe nichts von dem gesagt, was ich vorher aufgeschrieben hatte, aber seltsamerweise fühle ich mich trotzdem ein wenig besser. Zum ersten Mal seit Monaten fahre ich nach Hause, ohne mich völlig aus dem Konzept gebracht zu fühlen.

20.

Aber das Gefühl der Unruhe geht nicht weg. In meinem Unterleib befindet sich ständig ein Klumpen. Beruflich läuft alles super: Ich reiße mir zwei neue Projekte unter den Nagel. Doch ich bin nicht hundertprozentig bei der Sache. Nach einem anstrengenden Tag im Büro wälze ich mich stundenlang im Bett herum.

Ich denke an das Kurzentrum. Da will ich nie wieder hin. Dann an Maryleen. Die sehe ich erst in zwei Wochen. Vielleicht muss ich ein wenig öfter etwas für mich selbst tun, ohne Peter und die Kinder. Ob ich dann wohl dahinterkomme, wie ich den Rest meines Lebens einteilen will?

Diese Unruhe zähme ich normalerweise, indem ich schnell laufe, bis zum Umfallen arbeite und mir den Terminkalender bis zum Bersten fülle. Mir fallen die Liedzeilen von Herman van Veen ein: »Wir müssen rennen, springen, fliegen, tauchen, hinfallen und gleich wieder aufstehen.«

Ich werde dieses Gefühl ignorieren. Eile und Stress sind doch nur selten nötig, nur selten gut? Inmitten der Alltagshektik (*ich muss zur Arbeit, ich muss noch einkaufen, ich muss es zu diesem Meeting schaffen*) vergesse ich oft, was wirklich wichtig ist. Es ist Zeit, mich zu besinnen, sonst schwimme ich tatsächlich immer nur wie ein Goldfisch im Glas herum.

Sei du selbst, Ingeborg, es gibt schon so viele andere.

Ich schließe das Selbsthilfebuch Nummer 48 und lege es auf den Stapel neben dem Sofa. Das sind alles Werke über »persönliche Entwicklung«. So heißen sie zumindest auf der

Onlineplattform, wo ich sie bestellt habe. Bücher, die einem langfristiges Glück in der Beziehung versprechen, dazu noch Gesundheit, Reichtum, Erfolg, Schlankheit, und meistens alles gleichzeitig.

Alle basieren auf einem simplen Rezept: Man darf nur noch glückliche und erfolgreiche Gedanken zulassen, dann fallen einem Glück und Erfolg auch zu. Nichts ist unmöglich! Versagen ist eine Entscheidung! Man bestimmt über sein eigenes Schicksal!

Ich schaue auf den Bücherstapel mit den Werken der Selbsthilfegurus Stephen Covey, Eckhart Tolle, Byron Katie, Deepak Chopra, John Gray, Louise Hay, Dr. Phil und Rhonda Byrne. Sie haben Titel wie *The Secret*, *Die Kraft des Jetzt*, *Die Kunst, nicht unglücklich zu sein*, *So bekommst du, was du willst, und willst, was du hast*, *Ändere deine Gedanken – und dein Leben ändert sich*, *Die 10 Geheimnisse für Erfolg und inneren Frieden*, *Wie vier Fragen Ihr Leben verändern können* und *You Can Heal Your Life*.

Im letzten Buch vertritt Louise Hay die Ansicht, dass man mit mentaler Kraft auch Krankheiten wie Krebs heilen kann. »Ich glaube, dass wir jede sogenannte Krankheit in unserem Körper selbst verursachen«, sagt sie in ihrem Millionenbestseller.

Ich schaue zu dem Selbsthilfebuchstapel da unten im Regal hinüber. Peter hat gestern eine Tasse Kaffee fallen lassen, deswegen sind die Buchrücken mit ihren vielversprechenden Titeln schmutzig und braun gesprenkelt. »Verwirkliche für den Rest deines Lebens deine Wünsche«, verspricht John Grays *So bekommst du, was du willst, und willst, was du hast*.

Ich stehe auf und frage mich, ob mir die etwa einen Meter hohe Selbsthilfeprosa etwas genutzt hat. Ich presse mir die Nägel in den Handteller. Die Antwort lautet Nein. Es ist scheiße, aber etwas Schlimmes kann immer passieren. Ich habe nur bedingt Einfluss auf die Realität.

Das pflichtmäßige Positivdenken macht mich müde. Ich denke an den Tweet der »Leidensspezialistin« Byron Katie. »Der Tod ist ein Zustand des Bewusstseins und kein Zustand der Realität«, schrieb sie. Laut Byron Katie ist ein Gedanke, der wehtut, einfach nicht wahr. Wenn man ihn durch friedliche, liebevolle ersetzt, wird alles gut.

Heute trennen sich die Wege von Byron Katie und mir: Ich schleudere ihr Buch in den Papierkorb.

John »Männer kommen vom Mars, Frauen von der Venus« Gray, Louise »Den Krebs hast du dir selbst zu verdanken« Hay und Deepak »Das Glück in dir selbst« Chopra fliegen hinterher.

Ein leeres Regalbrett starrt mich an. Ich gönne mir selbst ein einziges weiteres Selbsthilfebuch, das sehr gut zu meiner neugewonnenen Einsicht passt. *Fuck It* heißt es. Dem Klappentext zufolge ist es die perfekte Übertragung fernöstlicher spiritueller Konzepte – Loslassen, Ergebenheit und das Finden der wahren Freiheit. Indem man »*Fuck it!*« zu den Problemen und Sorgen sagt, denen man täglich begegnet, kann man auf einfache Weise ein glückliches Dasein führen. Der Ausruf fordert einen dazu heraus, im Augenblick zu leben.

Ich lese das Buch in einem halben Tag aus und habe mein neues Lebensmotto gefunden. »*Fuck it!*«, rufe ich, wenn ich nach einem epileptischen Anfall wieder zu mir komme. *Fuck it, fuck it!*

Erst, als mich die Krippenleiterin anspricht (unser Sohn brüllt dort regelmäßig »*Fuck it!*«), geht mir auf, dass es vielleicht mehr gibt als dieses Mantra. Das Leben ist schließlich nicht immer so scheiße. Durch die Ereignisse des vergangenen Jahres sind mir meine Emotionen manchmal näher. Obwohl ich viel mit meiner Lebenshast und mit allem, was ich noch tun will und muss, konfrontiert werde, gibt es auch Momente, in denen ich gerade wegen der Diagnose ein besseres Empfinden für kleine Dinge habe und das Leben als weniger selbstverständlich wahrnehme.

Diese Erfahrung hat auch meine Freundin und Schicksalsgenossin Ina gemacht. Sie ist davon überzeugt, dass man sich trauen muss, »dem Ungeheuer direkt ins Maul zu schauen«. Ihr zufolge dürfen wir unsere Krankheit nicht nur als schlimmes Schicksal begreifen, sondern auch als Lebenskraft.

Weise Worte. Ich schaue ihr ins fröhliche Gesicht. Wenn es an dieser gottverdammten Scheißkrankheit irgendetwas Sinnvolles gibt, dann vielleicht, dass sie alles ein wenig sanfter macht; die wichtigen Dinge im Leben werden wichtiger, die unwichtigen gerade unwichtiger. Wenn man den Krebs aus nächster Nähe erlebt, lässt einen das ängstlich und wütend werden, aber aus einer weiter gefassten Perspektive manchmal auch etwas milder.

Doch meine Lebenshast und der Drang, alles aus dem Leben herauszuholen, beherrschen weiterhin alles. Der Teil von mir, der durch die Tage hetzt, kämpft gegen den, der still werden will. Ich träume von einem blauen Meer, immer wieder; es steht für die Ruhe, die ich gerne empfinden möchte. Aber in meinem Herzen brennt ein Feuer, und mein unruhiger Geist will immer weiter.

21.

Wir haben Oktober, meine Operation ist fast ein Jahr her. Die Blätter an den Bäumen verfärben sich, und das alljährliche *Amsterdam Dance Event* findet statt. Oder »die Amsterdamer Tanzwoche«, wie unsere Freunde Lex und Ilse sagen. Überall wird bei Housemusik gefeiert. Bekannte DJs und Musiker aus dem In- und Ausland treten in den Clubs und anderen Lokalitäten auf.

Das klingt für mich von Anfang an wie ein schrecklicher Rundumschlag. Peter geht wie jedes Jahr ab und zu einen Abend mit Lex weg, ich lasse es fürs Erste bleiben, auch wenn ich mich vage erinnere, dass ich einem der Kollegen von der Südachse versprochen habe, am Donnerstag auf ein Bier mitzukommen.

Schnell ziehe ich mir die Jacke an. Ich muss los, denn ich habe eine Lunchverabredung mit Fokko, einem guten Freund. Fokko ist Anwalt für Entertainment bei einer amerikanischen Kanzleigruppe schräg gegenüber von unserem Büro, deswegen treffen wir uns manchmal auf einen Kaffee oder zum Lunch auf der Südachse. Wir sind in einem Sushi-Restaurant verabredet. Fokko hat Angst vor dem Dickwerden, deswegen steht Brot bei ihm auf der schwarzen Liste.

Als ich das Restaurant betrete, sehe ich ihn schon an einem Tisch neben der offenen, von der Bar umgebenen Küche mitten im Raum sitzen. Er telefoniert gerade und gestikuliert dabei wild. Ich winke ihm zu, und sobald er mich sieht, beendet er auf typisch amerikanische Weise sein Gespräch. »Okay, Jack, alles perfekt. Wir sprechen uns bald wieder.«

Er wirft sein Handy auf den Tisch, steht auf und knuddelt mich ungeschickt. Ich spüre seine rot glühenden Wangen. Er drückt mich auf den Stuhl ihm gegenüber.

»Setz dich doch, *Darling*. Schön, dich zu sehen!«

Sobald ich Platz genommen habe, lehnt er sich entspannt zurück.

»Noch einmal schlafen, Frau van Beek.« Ein Lächeln umspielt seine Lippen. Dann setzt er sich aufrecht hin und flüstert enthusiastisch auf mich ein.

»Ich habe alles geregelt.«

Ich ziehe die Augenbrauen hoch.

»Ingeborg, das wird der Wahnsinn, krasser, knallharter Techno im *WesterUni*e. Und du bist dabei. Fett, einfach nur *fett.*«

Will er sich vielleicht über mich lustig machen? Ein ernsthafter Rechtsanwalt wie Fokko redet nicht von »fett« und »knallhartem Techno«. Oder täusche ich mich da? Ich muss lachen.

»Einfach bombe wird das, Ingeborg. Ein kleiner Club, nette Leute – wir haben alles vorbereitet. Und sieh zu, dass du am Freitag ausschlafen kannst, ja? Hast du dir schon freigenommen?«

Ich weise ihn diskret darauf hin, dass ich als Selbstständige meine eigenen Arbeitsstunden bestimme; das geht also in Ordnung, sofern ich mit Peter regeln kann, dass er die Kinder in die Krippe bringt.

Nur um mein Energielevel mache ich mir Sorgen. Ich ziehe eigentlich nicht mehr bis tief in die Nacht um die Häuser. Das fand ich zuerst schlimm, aber inzwischen vermisse ich es gar nicht einmal so sehr. Nur ganz, ganz selten versacke ich mit Freundinnen in der Kneipe. Dann macht es mir nichts aus, dass ich das am Tag danach mit Kopfschmerzen bezahle, die durch meinen Schädel toben, als wäre ich gerade erst operiert worden.

Die Party beginnt um 23 Uhr. Wieder muss ich heimlich lachen, denn normalerweise liege ich um diese Zeit schon gemütlich im Bett und schlafe, damit ich am Tag darauf um 5.30 Uhr irgendwie klarkomme, wenn meine Tochter sich meldet, weil sie ein Fläschchen mit Apfelsaft und ein wenig Aufmerksamkeit will. Und jetzt gehe ich stattdessen auf eine hippe Party.

»Wer kommt denn außerdem noch mit?«, will ich von Fokko wissen. Er nennt die Namen einiger Freunde und Freundinnen, ich kenne nur ein paar davon. Alles intelligente Typen mit seriösen Berufen. Wir verabreden, um 21 Uhr ein Bier im *Pacific Park Café* zu trinken, damit er mich den anderen vorstellen kann.

»Und wie sieht's aus, ziehst du dir noch was Schickes an?« Fokko klopft sich auf den Bauchansatz. »Das wird krass *fett*, du wirst es nicht bereuen.«

Ich schaue auf die Schüssel Sashimi, die man vor uns auf den Tisch stellt, Fokko schiebt mir die Tempura-Garnelen hin, zischt etwas über seine kohlehydratfreie Diät und quasselt inzwischen immer weiter über sein anstrengendes Leben, das sich am besten als kräftezehrende Kombination aus schrecklich harter Arbeit und ebenso hartem Partyfeiern beschreiben lässt. Dabei hängt ihm ein Stück roher Thunfisch aus dem Mund. Das lasse ich unerwähnt, weil ich weiß, dass ich gerade einen wichtigen Moment erlebe. Ich gehe wieder mal bis tief in die Nacht auf eine Houseparty. Fokko sieht mich also nicht nur als Hirntumorpatientin. Ich frage mich, ob es ganz kurz wieder so werden wird wie früher. Damals habe ich alle Partys mitgenommen, die es nur gab. Eigentlich brauche ich nicht mehr zu dieser Ingeborg von früher zurückzukehren. Aber wieder mal richtig einen draufmachen und tanzen, bis es hell wird – dieser Gedanke erscheint mir herrlich. Tanzen, als gäbe es den Krebs nicht. Ich bin nicht nur eine Hirntumorpatientin. Ich bin kein Opfer. Nicht mehr. Ich werde es genießen. Bis der Tod uns scheidet.

Abends sitze ich mit Peter und den Kindern am Tisch. Ich erzähle Peter von meinem Plan. Vom *Amsterdam Dance Festival* und vom Tanzen, bis es wieder hell wird. Er erträgt es mit der unendlichen Geduld eines freundlichen Riesen. Ich lächle ihn an, bis er mir zunickt.

»Also schon morgen. Ich kümmere mich dann um die Kinder. Und du bist ein bisschen vorsichtig, ja?«

»Natürlich«, sage ich. »Und du bist ja dann am Samstagabend unterwegs? Bist du dann auch vorsichtig?« Das klingt unfreundlicher, als es gemeint ist. Er ist besorgt um mich, weil er mich liebt, das weiß ich nur zu gut. Trotzdem gibt mir diese Ängstlichkeit ein Scheißgefühl.

»Ich bin noch nicht tot, Peter.«

Er schaut mich wütend an.

»Du liebe Güte, Ingeborg, wir können doch wohl ganz einfach darüber sprechen? Du bist eine erwachsene Frau, du bist Mutter. Achtunddreißig Jahre alt. Du hast einen Hirntumor. Du kannst dich nicht ewig aufführen wie ein Teenager.«

»Wie ein Teenager? Wie ein Schulmädchen, meinst du? Wie führe ich mich denn deiner Meinung nach auf?«

»Es ist deine verdammte Lebenshast, Ingeborg. Das war schon immer so. Aber jetzt bist du völlig durchgedreht, mit deiner ›Liste der letzten Wünsche‹.«

»Ach, dann ist wohl jetzt der Moment für die bitteren Wahrheiten gekommen?«, will ich wissen.

»Ich bin ja schon still«, schnauzt Peter zurück, und dann trinkt er einen großen Schluck Wein.

»Jetzt benimmst du dich aber wirklich sehr kindisch, Peter.« Ich stehe auf und gehe nach oben. Ich bin ganz ruhig. Alles wird gut, Peter braucht sich um gar nichts zu sorgen. Kurze Zeit später kommt er mir nach.

»Vielleicht bin ich wirklich sehr dumm«, sagt Peter. Er lächelt.

»Aber nur manchmal.« Ich umarme ihn und küsse ihn auf den Mund.

Der nächste Tag ist schon der Donnerstag. Nach der Arbeit gehe ich erst noch schnell mit meiner Cousine aus Rotterdam essen. Noor und ich haben uns in einem hippen Bio-Restaurant am Beatrixpark verabredet.

Als ich das Lokal betrete, sitzt Noor mit einem Bier an der Bar und begutachtet die minimalistische Einrichtung.

»Ich sehe schon, Bio ist gerade in. Meinst du, wir dürfen hier einfach Alkohol trinken?« Wir müssen beide lachen.

Wenig später sitzen wir zusammen am Tisch und essen die Vorspeise, Topinamburcreme mit gegrillten Artischocken und einem bei dreiundsechzig Grad gegarten Gänseei. Heimlich verspüre ich Lust auf ein Beefsteak.

Noor und ich haben eine ganze Menge zu besprechen. Dinge, die unsere Familie betreffen, zum Beispiel – mütterlicherseits habe ich einundzwanzig Cousins und Cousinen, Noor ist eine von ihnen. Sie klingt alles andere als eifersüchtig, als sie erfährt, dass ich heute Abend noch tanzen gehen werde. »Wenn du Lust dazu hast!«, ruft sie aus, und danach bestellen wir noch eine Flasche Wein.

Letzten Endes komme ich erst gegen zehn Uhr im *Pacific Park Café* an. Der Laden ist gerammelt voll mit Leuten, die dort vortrinken. Ich geselle mich zu Fokko und seinen Freunden und gebe Chris, Herman, Marieke und Robert Begrüßungsküsschen. Wir lachen und trinken.

Neben mir wühlt Robert umständlich in einer Tüte. Was drin ist, kann ich nicht gut erkennen, bis er drei große Kapseln zum Vorschein bringt.

»Was um Gottes willen ist denn das?«, frage ich erschrocken. Fokko beugt sich zu mir hin. »MDMA-Kapseln, Schatz. Die haben wir extra anfertigen und testen lassen. Nach vier Jahren Jurastudium will man nicht gern den Löffel abgeben, weil man die falsche Pille erwischt hat.«

Verblüfft schaue ich Fokko an. »Wirklich? Ihr lasst die wirklich extra machen?«

Die lethargische Atmosphäre am Tisch ist wie weggeblasen. Plötzlich bricht jeder deswegen in Hektik aus. MDMA – davon wird man absolut high, heißt es, kann aber nicht daran sterben. Auf der Liste der verbotenen Mittel steht das Zeug wahrscheinlich ganz oben, vermute ich. Ich habe das Kapitel »Drogen« in meinem Leben vor einigen Jahren geschlossen. Wenn man derartige Rauschmittel nach einer Hirnoperation konsumiert, unterzeichnet man quasi sein eigenes Todesurteil, das haben mir die Neurologen vermittelt.

Die Männer sind inzwischen eifrig damit beschäftigt, sich ein Versteck für die Tabletten zu überlegen, damit die Türsteher der Party sie nicht konfiszieren.

Ich hüpfe förmlich auf meinem Stuhl auf und ab. Als Fokko mich anschaut, präsentiere ich ihm eine Schmolllippe. Ich weiß nicht, was mich da beseelt, aber eine Sekunde später nehme ich Robert das Tütchen mit den Tabletten aus der Hand und stecke es mir in den BH.

»So«, erkläre ich, »die kriegen wir reingeschmuggelt.«

Zustimmendes Gelächter. Dann zahlen wir, und wenig später stehen wir in der Schlange vor dem Nachtclub *WesterUnie*.

Der Eingang kommt in Sicht, und ich werde ein ganz klein wenig nervös. Davor haben sich nicht weniger als drei in Schwarz gekleidete Türsteher postiert, die Gorillas ähneln. Fokko tippt mir auf die Schulter.

»Bist du dir auch ganz sicher, dass du das Zeug reinschmuggeln willst?« Ich nicke und mache einen Schritt nach vorn, sodass ich vor Gorilla Nummer eins lande. Er schaut mich durchdringend an.

»Eintrittskarte?«

Ich suche in meiner Tasche herum, aber dann fällt mir ein, dass das E-Ticket in der Gesäßtasche meiner Jeans steckt. »Sorry.« Mein Charme hat auf diesen Silberrücken nicht den geringsten Einfluss; er scannt die Karte und schiebt mich zu seinem Gorillagenossen weiter, Nummer zwei. Dieser riesengroße, kaugummikauende Menschenaffe befiehlt mir, die Arme zu heben und dann meine sämtlichen Taschen auszuräumen. Ich befolge seine Anweisung. Er überprüft, ob mein Handy funktioniert, nimmt dann den Streifen Stimorol aus meiner Tasche und schaut sich meinem Gefühl nach jeden einzelnen Kaugummi genau an. Den Streifen Keppra, der sich ebenfalls in meiner Tasche befindet, würdigt er nur eines kurzen Blickes – offensichtlich wollen noch mehr Leute mit Epilepsie heute Abend hier feiern.

Ich begreife langsam, dass er wirklich streng kontrolliert, deswegen zittere ich ein bisschen. Mit beiden Armen fährt er an meiner Jacke entlang – einmal, zweimal. Dann kontrolliert er meine Beine und schließlich sogar meine Schuhe. Meinen BH überspringt er Gott sei Dank.

Nachdem ich meinem Gefühl nach fünf Minuten vor dem Trollkönig gestanden und gezittert habe, versetzt er meiner Schulter ein paar Stupser. Ich darf rein.

Drinnen will ich sofort ein Bier runterkippen, aber wir müssen erst unsere Jacken abgeben und Marken für die Drinks kaufen. In der Schlange vor dem Markenschalter finde ich die Zeit, mir die anderen Partygäste genauer anzuschauen. Zu Hause fand ich mich in meiner Glitzerbluse und der engen Jeans noch ziemlich cool, hier schmilzt mein Selbstvertrauen dahin wie Schnee in der Sonne: Ich bin von attraktiven Hipstern umgeben. Unsicher begutachte ich die Mädchen, die alle bauchfrei gekommen sind.

Fokko kneift mich in den Arm. »So hast du auch mal ausgesehen, Süße. Sogar besser.«

»Sie haben einen straffen Bauch, ich einen Hirntumor – ich habe wenigstens eine Erklärung für mein seltsames Verhalten«, gebe ich lachend zurück. Dann verdrehe ich die Augen. »Und jetzt holen wir uns Bier, okay?« Ich halte mich an Herman und Robert fest, weil ich sie nicht verlieren will – der Club ist voll mit feierwütigen Leuten. Es wird wild getanzt, ich stehe mit Fokko, Robert, Herman und Marieke an der Seite an der Bar. Robert überreicht mir ein Bier und schaut mich lachend an. »Du hast da was für mich aufbewahrt, glaube ich?«

Plötzlich fallen mir die Tabletten wieder ein. Meine aufbegehrende Lebenshast nimmt gewaltige Dimensionen an. Ich drehe mich zu ihm um. »Stimmt«, gebe ich zurück. »Aber ich habe eine ganze Menge für euch riskiert, darum will ich jetzt auch eine.«

Robert lacht dümmlich zurück. »Geht klar, wie du meinst.« Ich übergebe ihm das Tütchen, er reicht mir eine Tablette.

»Bist du dir auch ganz sicher?«, will er wissen.

Im nächsten Moment gerate ich leicht in Panik. Was, wenn es stimmt, was sie sagen? Was, wenn ich es nicht überlebe und bei dieser Aktion umkomme? Dann bringen mich die Drogen ins Grab, nicht der Hirntumor. Also eine Art assistierter Tod. Ich bewege die Tablette zwischen den Fingern hin und her. Vor meinem geistigen Auge erscheinen Dr. van Vleuten van der Zaag, Ken Rooijakkers und Larissa Koper. Sie sitzen nebeneinander, in einer Reihe, wie die Jury von *The Voice of Holland*. Alle drei schütteln den Kopf. Ich lasse mir von Robert ein Bier geben. Mir zittert die Hand. Das hier muss ich noch ein einziges Mal erleben, bevor ich wirklich richtig krank werde. Ich kneife die Augen zusammen und lege mir die Tablette auf die Zunge. Einen Moment lang erwäge ich, das Riesending wieder auszuspucken. Schließlich bin ich zu nichts verpflichtet.

Dann spüle ich die Tablette mit einem großen Schluck Bier runter. *Fuck it.* Sterben muss ich verdammt noch mal sowieso.

»Nein!«, ruft Peter in meinem Kopf. »Nein, nein, nein.« Es wird immer lauter. NEIN! Ich öffne die Augen und sehe Fokko vor mir stehen. »Nein, NEIN«, ruft er, »es kann doch wohl nicht sein, dass du so ein Teil eingeworfen hast.«

Ich schaue ihn verblüfft an. Fokko versetzt Robert einen Stoß, sodass der mit dem Rücken gegen den Tresen prallt. Ich packe Fokko an der Schulter.

»Es ist nicht Roberts Schuld, ich wollte es selbst.« Ich zeige auf mein Tattoo.

»*Solange wir leben, wollen wir leben*, Fokko. Wie lange dauert es überhaupt, bis bei so einem Ding die Wirkung einsetzt?«

Fokko zieht mich auf eine Bank neben der Bar. Er erklärt mir, was passiert, wenn es gut läuft: Man spürt ein Kribbeln im ganzen Körper, fühlt, wie einen die Bässe durchwummern, und dann geht man völlig ab.

Ich erzähle ihm, dass ich wegen der Kombination von Ecstasy und Epilepsie in einen sogenannten *Status Epilepticus* geraten kann. Dass das unter Umständen lebensbedrohlich wird. Dass er dann den Notruf verständigen muss. Dass es nicht seine Schuld ist, dass ich Lebenshast habe und dass ich unbedingt noch eine wilde Nacht auf MDMA erleben will.

Wir müssen beide lachen. »Okay, dann wähle ich also in einer halben Stunde den Notruf oder wir gehen völlig ab?«

Ich stoße mit meiner Flasche Heineken mit Fokko an. »Ich glaube, darauf wird es hinauslaufen. Bleibst du ein bisschen in meiner Nähe?«

Ich gehe kurz zur Toilette. Fokko hat die anderen eingeweiht. Mir wird ständig in den Arm gekniffen, und Marieke küsst mich auf die Wange. »Das geht schon alles gut, Schatz«, meint sie.

Ich folge ihr auf das Dachgeschoss des Clubs. Die Musik ist dröhnend laut, aus den Boxen erschallen betäubende, hypnotisch wirkende Technoklänge. Hinter der DJ-Kabine erscheint

Joris Voorn, ein junger Typ, der eine riesige Begeisterung ausstrahlt.

Ich schaue mich um. Alle haben wahnsinnig viel Spaß. Mein Tumor existiert nicht, mein Kopf hat sich in ein leichtes, luftiges Etwas verwandelt, und darin gibt es nur schöne Gedanken.

Bei der nächsten Platte von DJ Joris Voorn werde ich plötzlich in ein himmlisches Gefühl hineingesogen. Es ist, als ließe mich Joris ganz in sein musikalisches Universum eintauchen, wie eine Art warme Decke, gleichzeitig ist es aber auch sehr präzise, fragil und melodiös. Marieke stellt sich neben mich und nimmt mich bei der Hand. »Ich spüre was«, will ich zu ihr sagen, aber das ist nicht nötig, denn wir merken es beide. Der Beat wird intensiver. Joris wirft die Hände in die Luft.

Die Masse bebt, die Tribüne zittert, der Saal explodiert. Ich bin inzwischen mittendrin und tanze, die Hände in der Luft. Keine Emotionen, keine Romantik, nur wummernde Beats.

Marieke bringt mir ein Birneneis. Dann sitzen wir an der Seite und träumen vor uns hin. Alles fühlt sich gut an. Alles ist schön. Alle sehen fantastisch aus. Ich verspüre eine Verliebtheit in alles.

Mit meinem iPhone versuche ich ein Foto zu machen, aber das gelingt mir nicht richtig. Ich sehe, dass es inzwischen 2.50 Uhr ist. Was, schon so spät? Wo ist nur die Zeit geblieben? Mein Akku ist fast leer, deswegen schicke ich Peter noch schnell eine *WhatsApp*-Nachricht, dass ich mich gut amüsiere. Dann stecke ich das iPhone ein und laufe wieder auf die Tanzfläche. Ich schaue mich um, sehe nur noch große Pupillen und klappernde Kiefer. Plötzlich hängt mir eine Frau von etwa fünfzig Jahren am Hals, völlig high. Und genau in diesem Moment wird es mir ein wenig zu viel. Oder lässt einfach die Wirkung der Tablette nach? Ich weiß es nicht.

Kurz darauf gehe ich vorsichtig die Stufen in den anderen Raum hinunter. Auch hier nur raue Beats, grünes Laserlicht und eine wild stampfende Menge. Vielleicht sollte ich eben in den Raucherraum gehen, da ist die Beleuchtung wenigstens normal.

Wie sich herausstellt, ist es im Raucherraum schrecklich. Weil hier so viel gequalmt wird, sieht man die Hand vor Augen nicht, und es herrscht ein fast unerträglicher Gestank. Nichts wie weg, kurz am Ausgang frische Luft schnappen. Die Gorillas sind weg (in der Raucherpause?), und über allem hängt ein niedriger, frischer Nebel. Ich bekomme große Lust, heimzufahren und mich an Peter zu kuscheln.

Ich fische den Schlüssel zu meinem Fach aus der Hosentasche, hole meine Jacke und stehe kurz darauf draußen. Mein Fahrrad habe ich innerhalb von drei Minuten gefunden. Ich schwinge ein Bein über den Sattel, und einige Minuten später fahre ich über die Nassaukade in Richtung Süden. Schön, gleich bin ich zu Hause.

An der Ampel suche ich in der Tasche nach meinem Handy. Fokko! Er wollte doch auf mich aufpassen! Am Ende macht er sich noch Sorgen, weil er mich nicht finden kann. Ich will ihm über *WhatsApp* eine Nachricht schicken. Doch zu meinem Schrecken bleibt mein Display schwarz. Meine Batterie ist komplett leer.

Ich muss lächeln. Alles gut. Ich bin müde. Dann eben keine Nachricht, Fokko und die anderen haben sicher genauso viel Spaß wie ich eine Stunde vorher.

Sobald ich den Schlüssel ins Schloss der Haustür stecke, mache ich mir fast in die Hose vor Glück. Zu Hause, denke ich. Schön, zu Hause. Ich laufe nach oben, putze mir in der Küche die Zähne, verbinde mein iPhone mit dem Ladegerät und ziehe mich im Flur aus. Eine Minute später lasse ich mich neben Peter ins Bett fallen. Auf dem Radiowecker sehe ich, dass es 5.14 Uhr ist. »War's schön?«, murmelt Peter. Ich schmiege mich an ihn.

»Wunderschön, Schatz. Schlaf gut.«

Mir kommt es vor, als wäre noch keine Minute vergangen, als ich die Augen wieder aufmache. Ich rolle zum Fenster hin. 8.24 Uhr. Peter steht neben dem Bett. »Ich bringe schnell die Kinder in die Krippe und gehe arbeiten, Schatz. Alles in Ordnung bei dir?«

Ich nicke und reibe mir die Augen. »Kann ich noch kurz weiterschlafen?«

»Mach nur, Liebes. Sag mal, bist du gegangen, ohne dich von den anderen zu verabschieden? Fokko hat mich heute Morgen um Sechs angerufen und geweckt, weil sie dich verloren haben.«

Plötzlich fällt mir alles wieder ein. Ich schäme mich. Sehr. Ich habe mich danebenbenommen, ganz schlimm sogar. Ich hätte ja auch tot sein können. Das erzähle ich Peter nicht, das kommt noch früh genug. Ich gebe ihm einen Kuss und verkrieche mich schnell wieder unter der Decke.

Bevor ich mich wieder dem Schlaf überlasse, schaue ich noch schnell auf mein iPhone, das nach ein paar Stunden Aufladen wieder funktioniert. Ich entdecke achtundzwanzig *WhatsApp*-Nachrichten und neun verpasste Anrufe. Jeder aus meiner Partygruppe hat mich angerufen. Und mir *WhatsApp*-Nachrichten geschickt. Die letzte stammt von Fokko, von heute Morgen um Zehn nach Sechs.

Das nennt man also Lebenshast, Ingeborg? Bin froh, dass du noch lebst. – Alles Gute für den Kater. Küsschen

Ich schicke ihm eine Antwort.

Sorry, es war einfach herrlich. Und das letzte Mal.

Dann falle ich in einen tiefen Schlaf.

22.

»Also, Ingeborg: Haben Sie in den vergangenen Wochen ab und zu einfach so vor sich hingestarrt? Der leisen Stimme in Ihrem Kopf gelauscht? Beim Joggen durch den Wald schön die Gedanken schweifen lassen?«

Ich sitze Maryleen Dupree im Hühnerledersessel gegenüber, und schnell steht fest: Jetzt bin ich fällig. Kontemplation, Meditation. Letztes Mal hat sie mir eine Hausaufgabe gegeben; nun ist es Zeit, dass sie mich abfragt.

Ich räuspere mich. Als ich auf dem Fahrrad zur Praxis fuhr, hatte ich mir vorgenommen, die Wahrheit zu sagen. Dass ich zwar alles gründlich überdenken will, sie mir aber das Gefühl vermittelt, ich hätte nur Erfolg, wenn ich täglich drei Stunden lang mit einem richtig dicken Rosenkranz in der Hand Gebete absolviere oder meinen Teppich ausrolle und mich mit Ausrichtung gen Mekka auf den Boden werfe.

Die Wahrheit sieht so aus, dass ich mich zurzeit viel lieber der edlen Kunst des Nichtarbeitens, Saufens und Kaffeetrinkens widme. Jetzt, wo mir bald der neue Scan bevorsteht, lege ich kontemplationsvermeidendes Verhalten an den Tag. In meinem Kopf ist es sehr leicht und leer und in meinem Herzen sehr unruhig.

Ich denke an den vergangenen Freitag zurück. Da hatte ich für einen Kunden ein Event organisiert. Zu meiner Zufriedenheit erschienen alle geladenen Gäste und es war gedrängt voll auf dem Vorplatz des Showrooms, den es feierlich zu eröffnen galt. Ich brachte eine schön hergerichtete Schachtel mit Wein für die Sprecher nach drinnen und entdeckte in der Menge meinen Auftraggeber, der mir, weil er nicht bemerkte, welch schwere Fracht ich da trug, auf die Schulter klopfte. »Warte mal einen Moment, Ingeborg, ich muss dir jemanden vorstellen. Du kümmerst dich ja um unsere ganzen Events, und dieser Mann hier ist für unsere Kommunikationsmittel zuständig.« Ich schaue in die blauen Augen eines freundlich wirkenden Mannes. Ich stelle die Schachtel hin, wische mir die Hände an der Schürze ab und gebe ihm ungeschickt die Hand.

»Ingeborg.«

»Mark«, gibt er zurück.

»Sie sind also auch Kommunikationsberater?«, brabbele ich drauflos.

»Ganz genau«, erwidert er fröhlich. Als ich das freche Funkeln in seinem Blick bemerke, rührt sich etwas in meinem Unterleib. Schnell gehe ich nach drinnen, überprüfe die Bar, die Bedienung, die Planung, und schaue, ob alles für die Rede des Geschäftsführers bereit ist. Das Ganze läuft wie geschmiert.

Auf dem Weg nach draußen spüre ich, wie eine warme Hand meinen Arm berührt. Mark hält mir eine Visitenkarte vor die Nase. »Sind wir nicht eigentlich alle hier, um ein bisschen zu netzwerken?«, will er wissen.

Ich lache dümmlich und stecke mir die Karte in die Gesäßtasche meiner engen Jeans. Er folgt meinen Bewegungen mit dem Blick.

»Und wo ist Ihre Karte, Frau Veranstaltungsorganisatorin?« Ich werde rot und suche schnell in meiner Tasche. Nach langem Wühlen fische ich eine zerknickte Karte heraus.

»Sonst habe ich keine dabei, wie dumm von mir«, verkünde ich mit Piepsstimme. Plötzlich fällt mir etwas Besseres ein, und ich nehme mein iPhone zur Hand. »Ich suche einfach direkt auf LinkedIn, das ist doch viel praktischer?«

Ich schalte das Handy ein und klicke die App an, und innerhalb von dreißig Sekunden habe ich ihn gefunden. Vierundzwanzig geteilte Verbindungen. Ein Wunder, dass wir einander nicht schon früher begegnet sind. Verlegenes Lachen. Ich beeile mich, wieder nach drinnen zu kommen. Als ich die letzten Stühle aufeinandergestapelt und die leeren Gläser zusammengesucht habe, ist es schon fast dunkel. Routiniert checke ich mein iPhone, dabei entdecke ich eine Nachricht von LinkedIn. Mark hat meine Anfrage akzeptiert und mir auch sofort eine Nachricht geschickt.

> *Ziehst du auch so eine hübsche Schürze an, wenn du mit mir etwas trinken gehst?*

Aus einer Laune heraus schreibe ich umgehend zurück:

> *Aber sicher, und ziehst du dann deine Hühnerleder-Leggins an?*

Was bildet sich dieser glatte Kommunikationstyp eigentlich ein?

> *Selbstverständlich. Und dann springen wir zusammen durch einen brennenden Reifen.*

Das schreibt er innerhalb von zehn Minuten zurück.

Ich muss lachen. Dann beschließe ich, ihm ganz deutlich zu zeigen, mit wem er es hier zu tun hat: mit einer gewieften Kommunikationsberaterin, die ganz genau weiß, wie es läuft. Und nicht mit einer dummen Trulla, die man schon mit einer einzigen Flirtnachricht erobert hat.

Bei der Erinnerung daran muss ich lächeln, versuche aber gleichzeitig, Maryleen Dupree zu folgen, die inzwischen über Achtsamkeit redet.

Komisch, dass solche Messages so viel in einem auslösen

können. Denn bei diesen paar Nachrichten an diesem einen Abend ist es nicht geblieben. Am Wochenende flogen sie geradezu hin und her. Und an den folgenden Tagen ebenso. Wir schrieben einander, was wir gerade taten, machten zweideutige Witzchen und forderten uns gegenseitig heraus. Oder war ich gerade dabei, ihm in die Falle zu gehen? In meinem Hinterkopf meldete sich ein heftiges Schuldgefühl. Ich schäme mich für die Frau, die da zum Vorschein kommt. Schließlich fragt er:

Wollen wir jetzt mit dem heißen Brei anfangen? Dann können wir da lecker drumrumreden.

Und das taten wir auch. Stundenlang, tagelang. Bis mir klar wurde, dass etwas schrecklich falsch lief. Letzten Montag beschloss ich, ihm die Wahrheit über meine Krankheit zu erzählen. Dann würde er sicher nichts mehr von sich hören lassen. Seine Antwort überraschte mich …

Es ist mir egal. Ich war und bin einfach beeindruckt von dir! Gehen wir bald zusammen Mittag essen? Ich bin überzeugt, wir können gemeinsam sehr viel erreichen.

Beim Gedanken an diese Einladung rührt sich schon wieder etwas in meinem Unterleib. Ich schaue Maryleen an. Sie wartet auf eine Antwort. Ich finde, Stille gehört nicht nur den Gläubigen. Aber wegen der Predigt vom letzten Mal habe ich das Gefühl, als würde ich mit Ende dreißig gezwungen, mich zu einer praktizierenden Christin der alten Schule zu bekehren.

Maryleen nickt verständnisvoll. Ich erkläre, dass ich gern bewusster leben und Achtsamkeit und Akzeptanz üben will. Dass ich tatsächlich in der letzten Woche viel im Wald gewesen bin.

Dann schaue ich weg, damit sie nicht bemerkt, dass ich

nicht ganz ehrlich war. Denn von Mark erzähle ich ihr nichts. Ich berichte ihr nicht, dass ich wegen ihm fünfmal joggen war, und zwar in unglaublich hohem Tempo. Dass meine Runkeeper-App fast explodiert ist, weil ich in einer Woche viermal zehn Kilometer geschafft habe. Dass die Unruhe davon aber nicht abgenommen hat. Dass ich spüren kann, wie die Lebenshast in meinen Adern pulsiert, und dass mich das froh und gleichzeitig auch verzweifelt werden lässt.

Maryleen spricht das Schlusswort für unsere Sitzung. Auf der Treppe im Praxisgebäude entdecke ich sechs neue SMS-Nachrichten. Mark. Wie es mir geht, was ich mache, und ob er mich anrufen darf. Mir läuft ein Schauder über den Rücken. Ich steige aufs Fahrrad und strample den Overtoom hoch, und währenddessen rufe ich über Kopfhörer Mark an. Er nimmt das Gespräch schon nach dem ersten Klingeln an.

»Guten Tag, meine Schöne, wie geht es dir?«

»Ha, gut, danke. Angenehmes Wetter heute!« Ich versuche, das Gespräch belanglos zu halten, aber Mark ist voll in Fahrt.

»Es steht etwas an, Schatz. Etwas Geschäftliches. Ich will dich sehen. Es gibt da eine große Sache, die wir jetzt vielleicht zusammen angehen können.«

Ich spüre, wie mein Rückgrat in der Mitte durchbricht.

»Was Geschäftliches?«

Ich versuche, neutral zu klingen, aber Mark bekommt trotzdem mit, wie enthusiastisch ich bin. Innerhalb einer Minute haben wir uns für morgen verabredet. Zum Lunch bei Fitch & Shui auf der Südachse.

Ein schönes Geschäftsessen, denke ich, als ich am nächsten Tag das Lokal betrete. Aus den Lautsprechern ertönt betont beruhigende Ibiza-Musik, die mich ganz hibbelig macht. Im Hintergrund sehe ich viele Loungesofas, die von großkotzigen Südachsen-Boys und perfekt gestylten Business-Girls besetzt sind. Meine Verabredung sitzt an der Bar. Mark trägt eine hochgeschlossene graue Hose, eine hippe Armbanduhr mit großem Zifferblatt, sorgfältig polierte Lackschuhe und ein knitterfreies weißes Hemd. Er lacht mir zu. Sein Gesicht ist gebräunt.

»Willst du etwas essen?«, erkundigt er sich im Aufstehen und deutet auf einen Tisch, an den wir uns setzen können.

»Ja«, erwidere ich schnell, froh, dass er mich aus meinen nervösen Grübeleien herausholt. »Austern, und dann sehr gern gegrillten Krebs mit *Beurre Blanc*. Und du?«

Lachend nimmt Mark meine Hand. »Bloß gut, dass du ansonsten keine hohen Ansprüche hast, du unternehmungslustige Amsterdamerin!«

Ich schüttele seine Hand ab und setze mich an den Tisch.

»Zur Sache, Mark, was wollen wir da zusammen angehen?« Er schaut mich an, während auf meinem Gesicht deutlich die Unsicherheit zu lesen ist.

»Na, na. Nicht so gereizt«, sagt er. Wir brechen in Gelächter aus.

Kurz darauf stellt die Bedienung zwei Klubsandwiches vor uns ab. Ich nicke ihr zu und lache meinen Tischgenossen an.

»Vielen Dank, Mark, ich freue mich, dich zu sehen.« Mir glühen die Wangen. Hat er mich durchschaut? Mark lacht und gibt mir einen kleinen Kuss auf den Mund. »Weiß ich, ich freue mich auch sehr, dich zu sehen.« Wir essen und besprechen dabei den Pitch, den wir zusammen präsentieren wollen. Es geht um einen Kommunikationsplan für eine große Immobilienfirma, mit einer Reihe von Events, die ich übernehmen könnte.

Als wir uns zwei Stunden später voneinander verabschieden, haben wir alle Aufgaben verteilt. Trotzdem vereinbaren wir, uns nächste Woche wieder zu treffen, um alles abzurunden. Ich will zu der gläsernen Drehtür gehen, aber Mark hält mich fest und zieht mich mit viel mehr Kraft als erwartet zu sich heran. Er küsst mich auf den Mund. Seine Augen sind blau, tief und unergründlich. Mein Herz macht kleine Luftsprünge.

23.

Einen Tag später. Die Kinder sind in der Krippe. Ich stehe unter der Dusche und habe mich gerade eingeseift. Es klingelt.

»Auch das noch!«, denke ich, während ich zur Gegensprechanlage laufe und dabei nasse Fußspuren im Flur hinterlasse.

»Hallo! Ich dachte, ich komme einfach ganz spontan auf einen Kaffee vorbei.« Vor der Tür steht Tessa, eine Freundin, mit der ich während des Studiums sehr viel unternommen habe. Danach ist sie ein paar Jahre durch die Welt gereist. Nach ihrer Rückkehr stellte sich heraus, dass von unserer Freundschaft nur noch wenig übrig war. Wir versuchten uns noch hin und wieder zu sehen, doch sehr bald zeigte sich, dass Tessa für die Zukunft andere Pläne hatte. Sie wurde sehr schnell schwanger und zog nach Holysloot. Schön außerhalb der Stadt, mit einem Garten, in dem ihre Kids spielen konnten. Und wenn wir uns sahen, beschäftigte sie sich während des Essens vor allem mit ihrem Handy: Der Mann, der sie gezähmt hatte, war schrecklich eifersüchtig und rief an solchen Abenden mindestens zehnmal an, um zu kontrollieren, dass Tessa nicht etwa um der alten Zeiten willen heimlich in irgendeinem Laden Schnäpse runterkippte.

Jetzt steht Tessa also ganz spontan bei mir vor der Tür. Über eine gemeinsame Freundin hat sie von meiner Diagnose und der Operation gehört und will mir jetzt Blumen vorbeibringen.

Das passt mir gerade überhaupt nicht. Ich bin nicht in der Stimmung für Spontanität. Ihr Besuch fühlt sich an wie etwas Pflichtmäßiges.

Aber ich sage nichts. Während ich Kaffee mache, muss ich an die verschiedenen Reaktionen auf meine Krankheit denken.

Ich habe mittlerweile einige Erfahrungen mit Leuten gesammelt, die erschrocken sind, als ich ihnen von meinem Hirntumor erzählte. Sie lassen sich in folgende Typen einteilen:

Der relativierende Typ

Der relativierende Typ hält immer ein paar aufmunternde Antworten bereit, die aber in Wirklichkeit überhaupt nicht aufmunternd sind. Er will die schlechten Nachrichten abschwächen, indem er ihnen etwas Schlimmeres gegenüberstellt.

»Einen Hirntumor? Na ja, jeder hat sein Kreuz zu tragen!«

»Meine Mutter hatte Lungenkrebs, das ist wirklich schlimm.«

»Du? Unmöglich, du siehst doch aus wie das blühende Leben.«

Bei den ersten derartigen Reaktionen wusste ich gar nicht, wie ich damit umgehen sollte. Aber an dem lachenden Gesicht des relativierenden Typs kann man erkennen, dass die Betreffenden froh sind, diesem lästigen Thema schnell die Kraft genommen zu haben. Dann brauchen sie sich nicht weiter mit den ganzen lästigen Emotionen auseinanderzusetzen.

Der emotionale Typ

Der emotionale Typ ist schon in Tränen ausgebrochen, bevor ich überhaupt alle Silben des Wortes »Hirntumor« ausgesprochen habe. Er wirft sich mir in die Arme, schmiert mir seinen Rotz auf die Schulter, und ich muss mich aus seiner Umklammerung befreien, um dem nächsten Heulschub zu entkommen.

Ich versuche ihn zu trösten (was nicht klappt), bestelle ihm etwas zu trinken (was nichts nutzt), bezahle die Rechnung (tja) und versichere ihm schließlich, dass alles wieder gut wird (was nicht stimmt). Irgendwann zieht er dann müde und angenehm erschöpft von Trost und Tränen ab und sagt, er hätte sich schon seit Ewigkeiten nicht mehr so gut gefühlt. »Herrlich, einfach nur ganz leer.« Nach einer Begegnung mit Vertretern dieses Typs muss ich zu Hause immer weinen. Mein Schatz nimmt in solchen Fällen meine Hand, hört mir zu, schaut mich an und gibt mir einen liebevollen Klaps auf den Po. Ein bisschen später können wir dann zusammen über die Sache lachen.

Ich verstehe ja, dass viele Leute nicht wissen, wie sie reagieren sollen, wenn jemand die Diagnose »Hirntumor« bekommen hat und trotzdem quicklebendig vor einem steht. Vielleicht ist das ja auch für jeden anders. Ich erstelle für mich selbst eine Liste. So entsteht:

Der mitfühlende Typ

Der mitfühlende Typ hört zu und versucht, sich auf die Gefühle einzulassen. Er stellt relevante Fragen und ergänzt nichts für einen. Der mitfühlende Typ sagt einfach, dass er über die Neuigkeit sehr erschrocken ist und dass ihm im Moment nichts Aufbauendes einfällt. Der mitfühlende Typ weiß auch, wann es Zeit ist, seine Aufmerksamkeit auf etwas anderes zu richten, und nimmt mich zum Tanzen mit an die Bar, bestellt uns beiden ein Bier und sagt, dass er mich ganz großartig findet, übertreibt dabei aber nicht.

Mein Kommunikationstraining »Wie man sich gegenüber ernsthaft erkrankten Menschen einfühlsam verhält« ist vor allem für den letzten Typ bestimmt: den »Einfach nur total schade«-Typ.

Ich kenne nur ein einziges Exemplar dieser Sorte, und dem

bin ich neulich in der Kneipe begegnet. Es handelt sich um einen Studienkollegen, der mir mit Tränen in den Augen um den Hals flog. Als er feststellte, dass ich immer noch am Leben bin und sogar lachen kann, vermochte er seine Erleichterung nicht zu verbergen und bestellte sofort an der Bar zwei Bier. Während wir anstießen, klopfte er mir freundschaftlich auf die Schulter: »Dass ausgerechnet du so eine Scheißkrankheit bekommen musst! So eine lustige Frau, und mit so geilen Titten. Einfach nur total schade, echt!«

An diesen schrecklichen Kommentar meines »Einfach nur total schade«-Freundes muss ich oft denken, kann aber trotzdem darüber lachen.

Tessa erzähle ich davon nichts. Ich stelle ihr eine Tasse fast perfekten Cappuccino (auch wenn das Eigenlob ist) vor die Nase und zaubere die Keksdose hervor. Wir durchlaufen die »So gehört sich das in einer Freundschaft«-Zeremonie: Tessa erzählt mir, dass sie sehr viel geweint hat, als sie von der Neuigkeit erfuhr. Ich erwidere, dass alles einigermaßen in Ordnung ist und dass das Leben einfach weitergehen muss.

»Ich bekam die Diagnose, musste operiert werden, dann eine Weile in die Reha. Danach haben wir mit dem Leben weitergemacht. Als Mutter versucht man ja so schnell wie möglich wieder auf die Beine zu kommen, zur Normalität zurückzukehren, der Familie zuliebe.«

Wir nicken einander zu. Ich will sie rauswerfen. Ihr sagen, dass mir keine Zeit für Freundschaften bleibt, die mich nur Energie kosten. Ich habe schließlich Lebenshast!

Im Kopf höre ich die Stimme meiner Mutter. »Mach dich nicht über die Leute lustig! Sei froh, dass du Freundinnen hast, denen du etwas bedeutest!«

Tessa schaut auf die Uhr und verkündet, dass sie losmuss.

Sobald sie die Tür hinter sich zugezogen hat, setze ich mich auf das Sofa am Fenster. Ich fühle mich einfach nur scheiße und rede mir selbst in strengem Ton zu. Ingeborg, du bist eine schrecklich schlechte Freundin geworden!

Beweise dafür gibt es genug: Ich habe SMS und WhatsApp-Nachrichten im iPhone, die schon mehrere Wochen alt sind; in meiner Mailbox stapeln sich die Nachrichten von mehreren Monaten, und die Wand neben dem Kühlschrank hängt voller Karten, von denen ich keine einzige beantwortet habe.

Verabredungen treffen kann ich im Moment fast gar nicht: Ich arbeite, und wenn ich nicht arbeite, bin ich müde oder habe Kopfschmerzen. Den Job und meine Kinder – wenn ich das schaffe, bin ich schon ziemlich zufrieden. Manchmal, ganz selten, habe ich noch Energie übrig und unternehme etwas Schönes, aber das ist dann wie ein besonderes Geschenk.

Ich seufze. Es gibt so Vieles, was ich nicht hinbekomme. Weil ich operiert worden bin, denken viele Leute, dass es mir jetzt »besser« geht. Und deswegen haben sie auch wieder Erwartungen an mich, die ich nicht erfüllen kann. Oder will ich es nicht? Jedenfalls weiß ich sicher, dass viele Freunde schließlich aufgeben werden, denn ich bin so unzuverlässig wie nur was.

Ich strecke mich auf dem Sofa aus und grüble vor mich hin. Ich will eigentlich nur noch Dinge tun, die mir Spaß machen. Ich stelle den Fernseher an, und während sich vor mir eine chaotische Welt entfaltet, denke ich an meine eigene Liste, meine eigenen Sorgen. Ich nehme mir mein Handy und scrolle durch meine Nachrichten. Mark hat mir ein Herz geschickt.

Es gibt ein niederländisches Sprichwort: *Das eigene Ego kommt zuerst – wenn jeder an sich denkt, ist an alle gedacht.* Und während ich Mark ein Herz zurückschicke, kann ich nicht anders, als mir einzugestehen, dass das so ist, zumindest im Moment.

24.

»Es wird oft unterschätzt, welchen Einfluss der Krebs auf die psychische Verfassung eines Menschen hat«, sagt Maryleen Dupree. »Man erlebt Angst und Kummer. Das ganze Leben ändert sich völlig, und das der nächsten Angehörigen auch. Manchmal weiß man sich keinen Rat mit den Reaktionen seiner Umwelt.«

Sie nickt mir zu. »Versuchen Sie, im Jetzt zu leben: Heute sind Sie noch hier.«

Ich strenge mich sehr an. Ich weiß es. Ich muss mich mit dem Krebs mitbewegen, vom Kampf hin zum Widerstand. Und gleichzeitig muss ich meinen eigenen Kurs beibehalten, auch wenn es sich eher so anfühlt, als hätte ich die Orientierung verloren.

In den vergangenen Wochen habe ich Mark wie verrückt SMS geschickt. Das Gefühl, das er mir gibt, nämlich, dass ich viel mehr bin als ein Häufchen Krebs, dass ich noch zu hundert Prozent zähle, als Frau und als Geschäftsfrau, stachelt meine Unruhe an. Ich schlucke. Ich wage es nicht, meiner Psychologin zu beichten, dass ich mich sehr stark zu diesem Geschäftspartner hingezogen fühle, obwohl er so gar nicht mein Typ ist. Dass ich mir auf diese Weise die Realität in eine Form geknetet habe, mit der ich es aushalten kann.

Ich habe meine eigene Soße über das gegossen, was mir das Leben serviert hat. So verdecke ich die Wirklichkeit, schmecke ihr Aroma nicht mehr unverfälscht. Denn das ist bitter. Aber das merke ich nicht, als ich am nächsten Tag mit Mark in einem schicken Café sitze. Wir haben uns den Deal gesichert und trinken ein Bier, um das zu feiern.

»Auf unsere Zusammenarbeit«, verkündet er. Wir prosten uns zu. Er rückt ein bisschen an mich heran, und unsere Oberschenkel berühren sich. Mein ganzes Bein glüht, ich spüre, wie eine Welle des Begehrens meinen Körper durchläuft. Ich will ihn küssen. Vorsichtig nehme ich die Hand vom Tisch und lege sie ihm aufs Knie. Eigentlich geht das gar nicht, überlege ich mir. Aber ich kann nicht anders.

Eine Woche vergeht, es ist Mittwoch. Ich stehe vor Maryleen Duprees Praxistür, und ich bereue, was vor zwei Tagen passiert ist, bereue es sehr.

Am Montagmorgen: Mein Scan im VU. Die Furcht davor, dann eine Dreiviertelstunde Rütteln und Schütteln im MRT-Apparat. Um mir wegen der Ergebnisse nicht so große Sorgen zu machen, habe ich für danach eine Arbeits-Session angesetzt. Die nächsten Stunden werde ich mit Mark verbringen, der wegen einer Konferenz schon seit zwei Tagen in Amsterdam ist, aber einen Tag drangehängt hat, damit wir unsere Präsentation weiter ausarbeiten können. Sobald ich im Auto sitze, schicke ich ihm eine SMS: *Bestell schon mal Frühstück, ich bin auf dem Weg zu dir.* Danach rufe ich Peter an, um ihm zu sagen, dass ich den Scan gut hinter mich gebracht habe.

Zehn Minuten später parke ich in der ’s Gravesandestraat. Das Gebäude, in dem das Hotel Arena ansässig ist, wurde im Jahr 1890 erbaut, und damals war es ein Waisenhaus. Jetzt sehe ich ein modernes Hotel mit ganz besonderem Flair vor mir. Ich laufe über den Parkplatz, auf die Brasserie zu, und sehe durchs Fenster schon Mark dasitzen. Der war übermäßig aufmerksam und hat tatsächlich schon das Frühstück kommen lassen: Auf dem Tisch stehen Gläser mit frischem Orangensaft, ein Teller mit Rührei ist da, und in einem Korb liegen frische Brötchen bereit.

»Wie lieb von dir«, krähe ich.

Der Eisklumpen in meinem Bauch weicht jetzt der Ruhe. Ich kann nichts mehr daran ändern, wie der Scan ausfallen wird. Lerne Akzeptanz, lebe in der Schönheit des Augenblicks.

Und schön ist der Augenblick tatsächlich. Mark streicht sich die Haare aus dem Gesicht und informiert mich über alles.

Die nächsten Stunden vergehen wie im Flug, und plötzlich haben wir halb vier. An Marks Blick sehe ich, dass es jetzt Zeit für etwas anderes ist. Er schaut mich an und klappt seinen Laptop zu.

»Gute Arbeit, Süße. Ich denke, wir haben uns wirklich ein Glas Wein verdient.«

Ich stehe auf, um ein bisschen die Beine zu strecken. Während ich kleine Schlucke Wein trinke, stellt sich Mark neben mich. Eine euphorisch rosafarbene Realität senkt sich auf mich herab. Mark nimmt mich bei der Hand, kneift mir in die Finger. Eine Kellnerin will vorbei, er zieht mich an sich, um zu verhindern, dass sie mit uns zusammenstößt. Mein Kopf liegt jetzt an seiner Brust, ich spüre seine Hände auf meinem Rücken. Dann sehe ich plötzlich sein Gesicht ganz dicht vor mir.

»Kommst du noch kurz mit?«, fragt er leise.

Soll ich es wirklich tun? Krebspatienten können sich durch ihre Krankheit in schrecklich unangenehme, schlimme Menschen verwandeln. Ich bin so jemand. Aber die Lebenshast hat die Regie übernommen. Darf ich das hier? Ich muss immerhin möglicherweise sterben? Vielleicht bekomme ich ja Mittwoch ein schlechtes Scan-Ergebnis, und dann habe ich mich die ganze Zeit umsonst so gut benommen. Dann liege ich auf dem Sterbebett und bereue alles, was ich nicht getan habe. Meine Augen brennen von den Tränen, die nach draußen drängen.

In meinem Kopf zieht eine ganze Reihe von Ausreden vorbei, die ich Mark gegenüber anführen könnte: *Ich muss die Kinder abholen. Kunden warten auf meinen Anruf. Ich fühle mich nicht wohl.*

»Ist gut«, sage ich. Wir gehen durch den Flur, zu seinem Zimmer. Unterwegs sagt er nichts. Kneift mich nur in die Hand. Ich weiß auch nicht, was ich sagen soll. Ich weiß nur, dass ich dabei bin, eine Grenze zu überschreiten, die ich noch nie vorher überschritten habe.

Jetzt stehen wir vor Zimmer 538. Meine Nerven rasen. Unsicher schwankend auf meinen hohen Absätzen schaue ich mich in dem großzügigen Zimmer um, in dem das große Designerbett einen zentralen Platz einnimmt. Ich sehe einen Flachbildfernseher, Panoramafenster vom Boden bis zur Decke und eine futuristisch anmutende Badewanne.

Mark schließt die Tür hinter mir, packt meinen Kopf und küsst mich auf den Mund. Jetzt scheint es kein Zurück zu geben.

Gierig küsse ich Mark, ziehe ihn dabei an den Haaren und kneife ihn in den Rücken. Mark lässt seine Hände über meine Hüften und meinen Hintern gleiten. In dem Moment, als Mark wild meine Brüste berührt, schubse ich ihn aufs Bett und setze mich rittlings auf ihn. Ich ziehe ihm das Hemd aus der Hose und zerre an seinem Ledergürtel. Er stöhnt. Dann legt er mir eine Hand in den Nacken und beißt mich sanft in die Zunge. Mit der anderen Hand zieht er mir das Kleid vom Körper; ich höre, wie die Nähte nachgeben. Unsere Lippen sind aufeinandergepresst, etwas knistert (ein Kondom), der BH gleitet mir von der Haut, und dann spüre ich, wie Mark in mich eindringt. Ich komme fast sofort zum Höhepunkt. Wir treiben es wie die Besessenen, und es dauert nicht lange, bis er sich an mich klammert und auch einen heftigen Orgasmus hat. Schweißüberströmt rolle ich von ihm herunter.

Ich überlege, ob ich mich bei ihm entschuldigen soll, weiß jedoch, dass es dafür keinen Anlass gibt. Immerhin wollten wir es beide. Ich schaue Mark ins etwas verlegene Gesicht. Er sieht mich: Ingeborg, mit Hirntumor, Lebenshast und ohne Rückgrat, fähig zu einem solchen Betrug. Aber er macht mit. Ohne jede Zurückhaltung.

Am Abend sitze ich mit Peter und den Kindern am Tisch.

»Du siehst völlig fertig aus, Schatz«, meint Peter. Er streichelt mir liebevoll über die Wange. »Hattest du einen anstrengenden Tag?«

Ich lächle schwach, spüre einen Stich im Herzen, und zwar an der Stelle, wo das Schuldgefühl sitzt. Am liebsten würde ich nun im VUmc anrufen, um mich zu erkundigen, woher mein rücksichtsloses Verhalten kommt. Liegt es an diesem Scheißtumor? Oder an meiner Lebenshast? Bin ich medikamentös falsch eingestellt? Oder habe ich einfach nachgegeben und mir das genommen, von dem ich fand, es stehe mir nach einem Jahr Leiden, Operation, Reha und krampfhaften Versuchen, wieder die kluge, attraktive Frau von früher zu werden, einfach zu?

Im Bett spüre ich, wie ich förmlich in meinem Kummer versinke. Ich kann es gar nicht fassen – warum habe ich mich nur von diesem Charmeur bezirzen lassen? Ich zähle Schäfchen. Das hilft mir beim Ruhigwerden. Vor dem Einschlafen denke ich als Letztes: *Mark. Ist. Ein. Arschloch.*

25.

»Wir müssen reden, Peter.«

Wir haben uns in zwei Ledersesseln am Fenster des Pubs niedergelassen und Bier bestellt, große Gläser. Wir sind in Irland. In Dublin. Inzwischen sind zwei Wochen vergangen, und mir gegenüber sitzt ein verzweifelter, gebrochener und sehr trauriger Peter. Wir haben uns ein Wochenende zu zweit gegönnt, wollten feiern, dass mein zweiter Scan gut aussieht. Uns kurz ohne Kinder erholen – die verbringen zwei Tage bei Opa und Oma.

Vor fünf Minuten habe ich unser Wochenende völlig ruiniert, indem ich Peter offen und ehrlich erzählt habe, was in meinem Kopf und meinem Herzen vor sich geht. Am Flughafen haben wir den Bus in die Stadtmitte genommen, wollten dann in unser Hotel. Schon beim Fußweg durch das historische Zentrum dieser schönen Stadt hielt ich es nicht mehr aus. Ich zog Peter ins nächste Pub.

Ich räuspere mich und lege los.

»Es läuft doch schon eine ganze Weile nicht mehr gut, Peter. Denk doch an meine Schwangerschaften – wie sich mein Körper verändert hat, wie du ihn seltsam fandest, nicht mehr sexy. Und danach war ich auch nicht gleich wieder top in Form.« Peter macht ein protestierendes Geräusch, ich rede weiter.

»Dann wurde vor fast zwei Jahren Eline geboren, und ich dachte, damit beginnt eine neue Phase, wir sind auf dem Weg zu einer vollständigen Familie, mit Kindern, die groß werden, und zu einer schönen Zukunft, und dass wir nach den ersten schweren Jahren auch wieder ein bisschen mehr Zeit für einander hätten.«

Meine Unterlippe zittert leicht.

»Und dann dieser Schlag, als wir nach zehn Wochen der halbdurchwachten Nächte und dem Stress mit unseren zwei kleinen Kindern auch noch diese Scheißneuigkeit von dem verdammten Tumor bekamen. Was die Leidenschaft betrifft, ist da eine Tür zugefallen. Ich meine – das Leben mit kleinen Kindern ist nicht gerade lustfördernd, das weiß doch jeder.«

Mir fällt ein, dass ich das immer komisch fand, bevor wir selbst Kinder bekamen: Eltern mit kleinen Kindern, zum Teil erst wenige Monate alt, die beschlossen hatten, sich schon wieder scheiden zu lassen. »Also wirklich, Leute, ein bisschen mehr Durchhaltevermögen könntet ihr schon aufbringen«, dachte ich dann. Aber dass es höllisch schwer ist, mit kleinen Kindern zu leben, das habe ich inzwischen auch erkannt. Die ersten Jahre bezeichnet man hier traditionell als »Tropenjahre«: »Eine besonders schwere, äußerst anstrengende Phase«, so ist das im niederländischen Standardwörterbuch definiert. Was genau dahintersteckt, begreift man erst, wenn es so weit ist. Und wann diese Jahre vorbei sind, weiß niemand.

Fest steht, dass zwei Kinder plus ein Tumor mehr kaputtmachen, als einem lieb ist.

Peter starrt vor sich hin und trinkt einen Schluck aus seinem riesigen Guinness-Glas. Währenddessen schallt irische *River-Dance*-Musik aus den Lautsprechern des altmodischen Pubs. Ich schlucke die Tränen herunter und rede weiter. Ich spreche über unsere Beziehung. Sage, dass durch eine Kombination aus einem anstrengenden Leben mit kräftezehrender Arbeit, zwei Kindern und der Tumornachricht kurz darauf wenig übrig geblieben ist. Dass das, was noch da ist, sich in den wenigen Stunden zwischen der Bettgehzeit unserer Kinder und unserer eigenen abspielen muss. Dass sich meine eigene Tageseinteilung dramatisch verändert hat, ich immer früh ins Bett gehe: Weil ich durch die teilweise schlaflosen Nächte, auf die ein Tag des Arbeitens folgt, und durch die Epilepsiemedikamente, die mich müde, wirr im Kopf und manchmal labil machen, furchtbar müde bin. Darum frage ich mich regelmäßig, was um Gottes willen wichtiger sein sollte als Schlafen.

Ich denke an die ersten paar Wochen nach der Diagnose zurück, als unsere Kleine drei Monate alt war. Dass ich mich vom Sofa nach oben schleppte, ins Bett kroch und in dem Moment, wenn mein Kopf das Kissen berührte, ganz sicher aus dem Bettchen unserer Prinzessin ein lautes, unmöglich zu ignorierendes Gebrüll hörte.

Ich versuchte alles, um das Elternsein, diesen Teil, von dem die Leute sagen: »… aber man bekommt auch so viel zurück«, von meiner tickenden Zeitbombe zu trennen. Das habe ich getan, um nicht in eine emotionale Krise zu geraten. Denn wie kann man überhaupt eine Verbindung zu seinen Kindern aufbauen, wenn man weiß, dass man sie mit einer gewissen Wahrscheinlichkeit nicht aufwachsen sehen wird? Wie soll das gehen, das Leben genießen, wenn man weiß, dass die eigene Zeit begrenzt ist? Indem man einfach draufloslebt? Sich an den kleinen Momenten erfreut?

Inzwischen gebe ich kaum mehr Verständliches von mir, weil Reden und Weinen gleichzeitig nun einmal schlecht geht. Aber ich will alles sagen.

»Ich habe es gar nicht gemerkt, aber wir haben einander vernachlässigt, Schatz. Dass du, Peter, meine große Liebe, der du da neben mir im Bett lagst, vielleicht auch noch meine Aufmerksamkeit brauchtest, ist völlig in den Hintergrund geraten. Als hätte ich nicht genug mit mir selbst zu tun gehabt, mit dem Tumor in meinem Kopf und einer eigenen Firma, mit der ich Geld verdienen musste, um die Hypothek zu bezahlen. Unsere Beziehung ist zwar liebevoll, aber es gibt nur wenig Leidenschaft zwischen uns. Ich hatte zu viel mit meinen eigenen Angelegenheiten zu tun, und du mit deinen. Das, was Mark und ich getan haben, war schmutzig, egozentrisch, und ich komme dabei sehr schlecht weg. Aber« – das werfe ich als Schlusspunkt auf den Tisch – »würdest du dir solche Beschränkungen auferlegen, wenn du unheilbar an Krebs erkrankt wärst?«

Peter nickt.

Ich seufze. »Ja, das stimmt: Du hättest so etwas wahrscheinlich nie im Leben getan. Ich schon. Ich habe alles aufs Spiel gesetzt, indem ich mit einem anderen Mann ins Bett gegangen bin, weil ich hoffte, damit meine Angst vor dem Tod betäuben zu können. Daraus hat sich ein spannendes, aber auch flüchtiges Liebesabenteuer ergeben, und während des Orgasmus konnte ich an nichts anderes denken als daran, dass ich sterben muss.«

Über meine Beweggründe spreche ich nicht. Ich erzähle Peter nicht, dass ich dem Charme dieses Mannes erlegen bin. Dem Charme des Mannes, der mir gezeigt hat, dass ich, Ingeborg, mehr als eine Patientin mit einer Zeitbombe im Kopf bin. Aber ich sage Peter auch, dass es mir leidtut. Dass es mich schmerzt. Dass ich nicht anders konnte, als es ihm, Peter, zu erzählen.

Peter steht auf und läuft rasch nach draußen, um eine Zigarette zu rauchen. Ich sitze wie ein Häufchen Elend zwischen den betrunkenen Iren und frage mich, was ich jetzt tun soll. Ich will Peter nicht verletzen, natürlich nicht. Vielleicht bin ich auch nicht nur ein Opfer unserer schlechten Beziehung. Vielleicht trage ich sogar die Schuld daran. Vielleicht war mein Unglücklichsein nicht der Beziehung zu Peter geschuldet, sondern mir selbst.

Fest steht, dass ich etwas unternehmen muss, um diese Hindernisse aus dem Weg zu räumen. Man fängt erst etwas mit einem anderen an, wenn ein Bedürfnis im eigenen Leben nicht erfüllt wird. Ich meine, niemand wacht morgens mit dem Vorsatz auf, irgendwann im Laufe des Tages eine Affäre zu beginnen. Auch ich nicht. Ich bin voller Lebenshast einer Sache gefolgt, die mein inneres Feuer wieder entflammen ließ. Bevor ich wusste, wie mir geschah, wurde mein Leben zu einem Pulverfass, das jeden Moment explodieren konnte.

So kann und darf es nicht weitergehen. Die einzige Art und Weise, wie ich entdecken kann, wieso ich in diese Situation geraten bin, ist schmerzliche Ehrlichkeit gegen mich selbst. Ich will herausfinden, was ich in der Tiefe meines Herzens das Allerwichtigste in meinem Leben finde. Das muss ich rauskriegen, bevor ich bald auf dem Sterbebett liege und alle möglichen Sachen bereue, denen ich einfach so ihren Lauf gelassen, und Entscheidungen, die ich nicht zu treffen gewagt habe.

Peter kommt überraschend ruhig zurück nach drinnen und setzt sich neben mich. Dann lässt er seinerseits eine Bombe platzen, indem er mir mitteilt, dass diese Neuigkeit für ihn das Ende bedeutet. Er wischt sich die Tränen ab.

»Du hast ja keine Ahnung, was du mit mir aufgibst, Schatz.« Ich nicke und berühre ihn kurz an der Schulter, aber er schubst mich weg.

»Ich war für dich da, immer. Mit mir zusammen wolltest du gegen diesen Meuchelmörder in deinem Kopf kämpfen. Ich war der Mann, der bei dir bleiben wollte, bis du deinen letzten Atemzug tust. Durch diesen Betrug hast du quasi alles in die Luft gesprengt, was dir lieb ist. Pass nur auf, Ingeborg, das wird dir noch unendlich leidtun!«

Ich spüre, wie sich mir das Herz zusammenzieht, aber es ist verrückt – ich bringe kein einziges Wort heraus.

Dann betrinken wir uns wie die Besessenen. Wir trinken, bis es dunkel wird, und weinen zusammen bittere Tränen. Während unserer Rückreise von Dublin nach Amsterdam herrscht zwischen uns ein eisiges Schweigen. Zu Hause zeigt mir Peter einmal mehr, was für ein großartiger Vater er ist: Er sorgt dafür, dass die Kinder noch ein wenig länger bei den Großeltern bleiben können, damit sie nichts von dem großen Kummer mitbekommen, der sich über unser Haus gesenkt hat.

26.

Erst drei Tage nach dem Bruch spüre ich richtig, wie sehr mein Herz unter dem leidet, was ich angerichtet habe. Ich stehe bei uns zu Hause im Bad. Peter ist mit Freunden Bier trinken gegangen, die ihm Mut zusprechen wollen.

Ich greife nach etwas, verfehle die Zahnbürste und breche plötzlich in ein schreckliches Schluchzen aus, kann nur noch keuchend Luft holen. Ich sinke auf den Badewannenrand und lasse den Tränen freien Lauf.

Ich weine und schreie und weine noch mehr, das Bad dreht sich um mich herum, und mein Kopf fühlt sich schwer an, genau wie mein Herz, das kalt und leer ist.

Ich ziehe mich am Waschbecken hoch und betrachte mein verquollenes Gesicht im Spiegel – ich sehe aus wie ein Schleierschwanz mit Augenentzündung. Ich weiß sicher, dass ich tot bin. Noch am Leben, aber tot.

Es wird nie wieder ein Familienleben geben, nur noch den unerträglichen Schmerz, den ich Peter zugefügt habe, dem Vater meiner Kinder und meiner großen Liebe. Bei dem Gedanken krampft sich alles in mir zusammen.

Wieder weine ich, bis ich nicht mehr kann, dann höre ich auf. Mir wird klar, dass ich die Konsequenzen meines Handelns werde tragen müssen. Ich strecke den Rücken und stelle fest, dass ich durch die ganze Sache mit Mark eine leichtherzige Liebe, Abenteuer, Fröhlichkeit und selbst Vertrauen kurz gekostet habe, dass es aber nun Zeit ist, dem Ungeheuer gerade in die Augen zu schauen. Ich spüre, dass mir nichts anderes übrig bleibt, als den Schmerz zu durchleben. Das ist meine Pflicht, und darin liegt wahrscheinlich die Kraft meines ganzen Seins.

Diese Erkenntnis hilft mir, denn in der kommenden Nacht schlafe ich zum ersten Mal normal, und lange.

27.

Ich werde vom Summen meines Handys geweckt. Es ist mein Freund Floor, der mich anruft, weil es schlechte Neuigkeiten gibt. Unsere gemeinsame Freundin Tulin, Krebspatientin mit Metastasen im Kopf, also außer einer Freundin auch eine Schicksalsgenossin, ist früher als geplant aus ihrem Frankreichurlaub zurückgekehrt, denn sie hatte große Schmerzen in der Brust. Nachdem man sie im Antoni-van-Leeuwenhoek-Krankenhaus aufgenommen, untersucht und bestrahlt hatte, hat sich herausgestellt, dass die Ärzte keine Möglichkeit mehr für eine weitere Behandlung sehen: Der Tumor in ihrer Lunge ist stark gewachsen, es gibt weitere Metastasen, und sie hat Wasser in der Lunge. Es geht so schnell bergab mit ihr, dass wir so bald wie möglich zu ihr ins Krankenhaus fahren müssen, wenn wir sie noch lebend antreffen wollen.

Gänsehaut. Ich frage mit heiserer Stimme, wo wir uns verabreden sollen, aber Floor bietet mir an, mich daheim abzuholen. Also wanke ich unter die Dusche, trockne mich ab und schmiere mir irgendwas in mein vom Kummer entstelltes Gesicht. Dann gehe ich in meinen Jeans nach unten; die sind mir inzwischen deutlich zu weit, weil ich schon seit vier Tagen kaum noch etwas esse.

Fünf Minuten später klingelt es an der Tür. Ich sehe Floors Renault Mégane draußen stehen. Floor hält mir die Autotür auf und umarmt mich ungeschickt, als ich einsteige. Ich krieche auf die Rückbank. Wir rasen mit Höchstgeschwindigkeit über die A10 und stehen fünfzehn Minuten später schlampig geparkt in der Garage des Antoni-van-Leeuwenhoek-Krankenhauses. Als wir die auf Krebs spezialisierte Klinik betreten, muss ich ein paarmal schlucken. Es wühlt mich immer sehr auf, so viele Menschen an einem einzigen Ort zu sehen, die diese Scheißkrankheit getroffen hat. Wir schlurfen zwischen den Kopftüchern und Perücken tragenden Menschen in Richtung des Aufzugs und fahren in den fünften Stock. Nicht viel später stehen wir an Tulins Bett. Sie bekommt Morphium gegen die Schmerzen, deswegen ist sie sehr benommen und kann kaum sprechen. Sie hat die Augen geschlossen und gibt ein pfeifendes Geräusch von sich.

Floor und ich stehen weinend an ihrem Bett. Tulin, Tultje, Tuul … Ich habe sie vor anderthalb Jahren kennengelernt, weil uns etwas verbindet: der Krebs. Man hatte mich gerade am Kopf operiert, sie kam eine Woche später unters Messer. Wir wurden Freundinnen. Wir teilten ein morbides »Gefühl für den Tumor« und schmiedeten wilde Pläne. Als Schicksalsgenossinnen konnten wir ebenso gut aus der Not eine Tugend machen und eine Bank überfallen, Reklamekampagnen für Kriminelle entwickeln oder Reden für Diktatoren schreiben. Wir tranken Kräutertee und aßen dazu ein Stück Haschkuchen. Schließlich heißt es, dass Hasch Krebs heilen kann, und die Lachanfälle, die uns das Zeug bescherte, nahmen wir gern in Kauf.

Jetzt liegt meine Schicksalsgenossin hier, im Bett. Und sie stirbt. Ich schaue sie an und höre dabei ihre Stimme in meinem Kopf.

Mit »Heeey, Schicksalsgenossin!«, begrüßte sie mich immer, wenn sie mich anrief. Dann musste ich jedes Mal an die Anonymen Alkoholiker denken, wo die Leute in einem Kreis zusammensitzen, Erfahrungen austauschen und dabei wie nebenbei Tipps einfließen lassen, wo man seinen geheimen Alkoholvorrat am besten versteckt. So stellte ich mir das zumindest vor, bevor ich selbst mit der Endlichkeit des Lebens konfrontiert wurde. Inzwischen weiß ich: Beim Kontakt zu Schicksalsgenossen geht es um Wiedererkennen und Erkennen.

Zum Beispiel wusste ich vor meiner Diagnose auch nur, dass ein Hirntumor eine Art Krebs ist. Eine Erkrankung, die nicht oft vorkommt. Eine Krankheit mit einer düsteren Prognose. Aber was man nach einer solchen Diagnose durchmacht? Davon hatte ich keine blasse Ahnung. Ich hatte nie darüber nachgedacht.

Jetzt kenne ich mich bestens damit aus. Ich weiß, was Schicksalsgenossen sind und was sie für einen bedeuten können. Vor meiner Diagnose lebte ich in einer glücklichen, sorglosen Welt. Jetzt trinke ich Kaffee mit Leuten, die vom selben Chirurgen operiert worden sind wie ich, und telefoniere stundenlang mit anderen, die es schlimmer getroffen hat (zum Beispiel durch einen aggressiveren Tumor, der schneller wieder nachwächst). Ich esse Quinoa und trinke Gojibeerensaft mit Leuten, denen es gegen jede Erwartung ziemlich gut geht. Und ich gehe mit Schicksalsgenossen tanzen, die genau wie ich hoffen, zu den zwanzig Prozent zu gehören, die noch zwanzig Jahre Leben vor sich haben.

Durch den Hirntumor kamen diese Schicksalsgenossen wie von selbst in mein Leben. Wiedererkennen und Erkennen. Es ist etwas Wertvolles, etwas Schönes. Fast könnte ich vergessen, dass es der Krebs ist, der uns verbindet.

Jetzt stehen wir hier bei Tulin. Sie sieht aus, als wäre sie bereit: Wie ein Engel liegt sie da im Bett. Ein Lächeln umspielt ihre Lippen. *Geht sie nun ins Licht?*

Ich muss an unser Gespräch vor zwei Wochen denken. Sie wusste, dass die Tumore jetzt überall waren, sie hatte große Schmerzen. Entspannt saßen wir nebeneinander beim Kaffee.

Ich nahm sie bei der Hand und fragte sie, ob sie Angst habe.

»Nein«, gab Tulin zurück. »Sterben finde ich nicht schön,

weil ich es nicht kenne, aber der Himmel ist bestimmt etwas Gutes. Da bin ich doch nicht allein, und übrigens kommst du mir doch bald Gesellschaft leisten?«

Ich weine. Ich nehme ihre warme Hand und flüstere ihr ins Ohr: »Wir sehen uns auf der anderen Seite, Tulin, und dann machen wir da ordentlich einen drauf.«

Ich weiß nicht, ob ich es mir einbilde, aber ich meine zu spüren, wie ein kurzes Zittern ihre Hand durchläuft. Als würde sie meine kurz drücken. Dann kommt ihre Schwester herein. Sie tippt mir sanft auf die Schulter – es wird Zeit, dass wir Platz für andere machen, die sich verabschieden wollen.

Wenig später sitzen Floor und ich zusammen in der Krankenhauscafeteria. Ich mag solche Restaurants mit Linoleumboden, pappigen Salamibrötchen unter Warmhaltelampen und einzeln verpackten Käsescheiben sowieso nicht, aber die Cafeteria des Antoni-van-Leeuwenhoek-Krankenhauses übertrifft alles: Es gibt eine Teedose, in der statt Teebeuteln Tüten mit nach Gummi schmeckender Instantsuppe liegen, und ein Poster mit Ernährungstipps. Alles superwichtig, überlege ich mir. Als ob man an drei Portionen Gemüse und zwei Portionen Obst denkt, wenn man mit einem kahlen Kopf von der Chemotherapie dahockt und auf das Ende des eigenen Lebens wartet.

Ich schaue mich im Raum um, wo an ein paar Tischen Leute ohne Haare sitzen, einen Infusionsständer neben sich. Wir, den Kopf voller Haare, rühren stillschweigend in unseren Kaffeetassen. Floor versucht irgendetwas runterzubekommen, das wohl Erbsensuppe sein soll, und schwelgt dabei in Erinnerungen. Tulin auf Weltreise, Tulin, die bis 6 Uhr morgens zu Housemusik tanzte, Tulin mit ihrem unerträglichen Essensfetisch: Sie ernährte sich überwiegend vegan, zuckerfrei, glutenfrei und so weit möglich mit Rohkost. Und jetzt ist das Ende nahe.

Floor verschluckt sich an seiner Suppe und fängt laut an zu

weinen. »Es gibt keine Hoffnung mehr, Tulin stirbt.« Er lässt sich ausführlich über persönliche Selbstbestimmung aus, darüber, dass die Leute selbst ihre Ziele festlegen, sich ihren eigenen Weg suchen.

Ich muss währenddessen immer weiter an dieses Wort denken: Hoffnung. Wir hoffen alle. Aber wie und warum hoffen wir? Ist Hoffnung eine Emotion? Hoffen, das bedeutet doch, dass man sich die Möglichkeit offenhält, die Dinge würden sich so entwickeln, wie wir es am liebsten hätten?

Plötzlich vermisse ich Peter mehr als jemals zuvor. Ich bin traurig. Wegen meiner eigenen Zukunft, wegen unserer Familie. Ich lebe jetzt, und die Hoffnung, dass alles wieder gut wird, ist so wenig greifbar wie nie, so wenig zu kontrollieren wie nie zuvor. Aber das Denken in Möglichkeiten, auch wenn es sich dabei nicht um Pläne handelt, sorgt dafür, dass ich nicht zusammenbreche.

28.

Den Rest des Nachmittags verbringe ich im Bett. Ich weine und schlafe abwechselnd. Der Besuch bei Tulin hat meine ganze Energie geschluckt. Beim Aufwachen sehe ich den verpassten Anruf von Floor. Als ich meine Mailbox abhöre, spüre ich Stiche in der Brust. Tuul ist friedlich im Schlaf gestorben.

Am nächsten Tag treffen Floor und ich uns in einem kleinen Café am Sarphatipark. Als er von unserer verstorbenen Freundin spricht, wischt er sich die Augen mit dem Jackenärmel. Ich seufze. Der Tod kommt plötzlich furchterregend nahe an mich heran.

Nach zwei Kaffee steigen Floor und ich auf Wein um. Eine schlechte Entscheidung, überlege ich mir nach dem ersten Schluck. Wegen des Kummers über Tulins plötzlichen Tod habe ich vergessen, heute Morgen meine Epilepsiemedikamente zu nehmen. Vor Müdigkeit erscheinen Blitze vor meinen Augen.

Als ich fünf Stunden später unsere leere Wohnung betrete – Peter hat die Kinder noch ein wenig länger bei Opa und Oma untergebracht und logiert diese Woche irgendwo anders –, fühle ich mich krank vor Kummer. Das kommt wohl vom Wein.

Ich stelle mich auf den Balkon und schaue nach unten. Die salzigen Tränen ziehen die Haut meiner Wangen straff. Der gefährliche Balkonrand flößt mir keine Angst ein. Im Gegenteil: Er scheint mich einzuladen, mich ganz weit vorzubeugen. Nur eine rasche Bewegung nach vorn, und es reißt mich nach unten. Immer tiefer würde ich fallen, in Stücken auf den Terrassenfliesen meines Nachbarn aufschlagen, nach einem Sturz, der mir vielleicht sehr lange vorkäme, in Wirklichkeit jedoch ganz kurz wäre. Vielleicht ist das besser so.

Die Tiefe zieht an mir, eine flüsternde Stimme will mich verführen.

Plötzlich reißt mich jemand an den Haaren nach hinten. »Nicht«, schreit Peter, »nicht!« Er hat von hinten beide Arme um mich gelegt. Dann fängt er an zu weinen. Ich begreife gar nichts mehr. Wo kommt denn Peter plötzlich her?

Peter hat mich inzwischen auf dem Sofa abgelegt. »Was sollte das denn, verdammt noch mal?«

Ich weiß überhaupt nicht, wovon er redet, wollte ich nicht gerade ins Bett? Ich habe einen Filmriss. Die Uhr zeigt eine Stunde später an.

Währenddessen höre ich, wie Peter irgendwen anruft – meine Mutter? Dass er nachschauen wollte, wie es mir nach der Nachricht von Tulins Tod ging, und mich auf dem Balkon vorfand, kurz davor, herunterzuspringen. Das Wort »Psychose« fällt. Wieder Weinen. Dass er nicht weiß, woran es liegt. An meinem Hirntumor, an der falsch eingestellten Medikation?

Glücklicherweise bleibt Peter bei mir. Ich will nur noch schlafen. Ich spüre nichts mehr, ich bin innen drin ganz leer. Meine Umwelt nehme ich als unwesentlich wahr, als befremdlich und weit weg.

Am nächsten Tag rufen wir zusammen die Pflegespezialistin im VU an. Sie stellt fest, dass ich wahrscheinlich zu wenig Medikamente nehme. Sie erklärt, dass Epilepsie und Psychose miteinander verbunden sind, obwohl sie einander nicht ähneln. Ich erhalte den Rat, mehr zu schlafen, mir weniger Stress zu machen.

Später meldet sich Ken, mein Neurologe. »Es wäre doch schade, wenn Sie wegen einer Psychose vom Balkon springen, während sich Ihr Tumor gerade ruhig verhält, Ingeborg.« Ken lacht polternd und morbide, ein Krankenhauslachen. Ich lache mit ihm und freue mich vor allem auf das Valium, das er mir für die Nacht verschreibt. »Damit schlafen Sie so gut, dass Sie nicht einmal die Kraft haben, zum Balkon zu gehen.«

Ken behält recht. An diesem Abend liege ich um acht im Bett. Peter hat seine Verabredung abgesagt, weil er noch kurz bei mir bleiben will. Er sitzt auf dem Bettrand, groß und dunkel. Die Schultern lässt er hängen.

»Auf dem Bettrand kann man fast die Form meines Hinterns erkennen, so oft habe ich hier gesessen und dich angeschaut, während du schliefst.«

Ich schaue unter der Decke hervor. »Findest du es schön, hier zu sein?«

»Die Zeit wird es zeigen.« Er seufzt. »Du hast mir sehr weh getan, Ingeborg.«

Ich möchte Peter sehr gern bei der Hand nehmen, aber ich halte mich zurück.

»Ich weiß, dass du nicht verstehen kannst, was ich getan habe, aber ich hoffe trotzdem, dass du eines Tages in der Lage bist, mir zu vergeben.«

Peter schaut mich an. »Ich habe mich dafür entschieden, mit meinem Leben weiterzumachen.« In seiner Stimme liegt eine würdevolle Traurigkeit. »Aber jede Entscheidung, die ich treffe, jedes Mädchen, das ich küsse, alles, was ich tue, scheint mir verkehrt.«

Ich bin völlig sprachlos. Mir zittern die Hände so stark, dass ich den Bettrand loslasse.

»Ingeborg, ich will dabei sein, dir in die Augen sehen, wenn du deinen letzten Atemzug tust. Du bist ein mieses Luder, aber ich liebe dich. Wir können zusammen zu einem Psychologen gehen, oder was weiß ich, sonst bleibt uns verdammt noch mal gar nichts mehr, außer einem Haufen zertrampelter Träume und zwei Kindern mit geschiedenen Eltern, die ihre Mutter verlieren werden.«

Ich habe mich inzwischen im Bett aufgesetzt und wische mir die zerlaufene Mascara vom Gesicht. Nach allem, was passiert ist, sehe ich sicher aus wie ein zertretener Seeigel. Ein peinlicher Anblick, denn ich habe meine Kleider noch an, mein hippes Oberteil klebt mir am Rücken, und die dicke Jeans wirkt unter der Daunendecke ein wenig übertrieben.

Peter ist noch nicht fertig. »Die Alternative besteht darin, dass wir ganz hinschmeißen. Dann wirst du mit deinem Tumor ein bisschen herumvögeln, arbeiten wie eine Besessene, um zu beweisen, dass du auch als Krebspatientin noch etwas wert bist, du wirst deine Lebenshast in Clubs rauslassen, bis du tot umfällst, und deine Kinder können sich später überhaupt nicht an dich erinnern.«

Wenn Peter gerade neben mir im Bett liegen würde, hätte ich ihn jetzt wahrscheinlich fest getreten und dann geknuddelt. Weil er aber stoisch auf dem Bettrand sitzt, fühle ich mich so einsam, dass ich gar nicht aufhören kann zu weinen. Seine Mitteilung, dass er uns noch eine Chance geben will, obwohl ich so schrecklich bin, schmerzt mehr als alle schlimmen Streitigkeiten zusammen und berührt mich geradewegs an der Stelle, wo bei mir Anstand und Gewissen sind.

Peter steht auf. »Ich trinke jetzt ein Glas Wein. Was kann ich dir denn bringen?«

»Ach, einfach Wasser, das reicht schon, danke.« Ich lache den Mann an der Tür so lieb an, wie es nur geht.

»Ich hatte auch nicht vor, dir Wein zu servieren, jetzt, wo du so viel Morphium intus hast – du wirst dich zurückhalten müssen.«

»Peter«, rufe ich. »Peter!« Ich muss es zweimal wiederholen, bevor er mich hört, denn er ist schon halb die Treppe runter. Er kommt zurück, in unser Schlafzimmer. Ich kann die kleinen Punkte in seiner Iris sogar aus dieser Entfernung erkennen.

»Danke«, sage ich.

»Wir müssen unser Bestes geben.« Peter schaut auf seine Schuhe. Er denkt kurz nach und richtet dann seinen Blick auf mich. »Hoffentlich begreifst du irgendwann, dass ich die ganze Zeit auf deiner Seite war.«

29.

Besonders viel Zeit, um Tulin zu trauern, habe ich nicht. Die nächste Herausforderung steht vor der Tür: Peter und ich fangen eine Paartherapie an.

Ich bereite mich gut vor und beschließe, mir den halben Tag freizunehmen. Das bedeutet, dass ich einen Sales Pitch bei einem potenziellen neuen Kunden umlegen muss – Mark ist deswegen sehr verärgert.

Wir stehen in seinem Büro in Breukelen. Er hat mir den Rücken zugewandt und die Hände in die Taschen seiner grauen Hose vergraben.

»Es ist also ganz allein meine Schuld, dass du jetzt alles reparieren musst und das auf Kosten unseres neuen Business passiert?«

»Du hast es gerade selbst gesagt: Es geht um eine Verkettung von Umständen, und du bist die Bombe gewesen, die alles zur Explosion gebracht hat. Begreifst du das denn nicht? Wenn deine Frau erfahren würde, was wir getan haben, dann …«

Mark hebt eine Hand. »Du brauchst mir nicht zu erklären, wie sowas läuft – sie würde mich auf die Straße setzen. Ich begreife nur nicht, warum du dir selbst solche Schwierigkeiten ins Haus holst, indem du alles beichtest …«

»Mach dir um mich mal keine Sorgen, Mark, ich kriege das schon wieder geregelt. Aber dafür brauche ich Zeit. Und das bedeutet, dass mein Privatleben ein einziges Mal den Vorrang vor dem Geschäftlichen bekommt, verstehst du?«

»Genau das begreife ich nicht. Wir haben so hart gearbeitet, um bei diesem Kunden landen zu können, und dann das … Einfach unglaublich!« Ihm versagt die Stimme.

Ich gehe zu ihm hin und nehme seine Hand, damit ich sicher sein kann, dass er mir zuhört. Sein Gesicht ist verzerrt. »Mark, eine Sache musst du wirklich begreifen: Was wir da getan haben, war falsch. Es hat sich schnell abgezeichnet, dass es darauf hinauslief, und so ist es schließlich auch passiert. Aber jetzt müssen wir weiter … Du und ich, wir müssen auch trotzdem noch normal zusammenarbeiten können. Das hast du selbst gesagt. Hier steht alles auf dem Spiel, Mark. Peter und ich haben zwei kleine Kinder, und für die will ich mein Bestes tun, solange ich lebe. Peter gibt mir eine zweite Chance. Ich will alles versuchen, damit das auch klappt.«

Mark schaut weiter nach draußen. Ich wende mich zum Gehen. Ich weiß, dass ich das hier allein tun muss. Solange ich mich hinsetze und auf seine Zustimmung warte, passiert gar nichts, und ich werde meine Familie verlieren.

»Dieser Kunde bedeutet mir genau so viel wie dir, Mark. Wir haben beide gleich viel investiert. Diese eine Woche Aufschub wird die Sache nicht verderben, glaub mir das bitte.«

Kurz berühre ich ihn an der Schulter, dann verlasse ich den Raum. Wenige Minuten später trete ich aus dem Gebäude.

Ungeschickt starte ich den Motor und fahre auf die Autobahn in Richtung Amsterdam. Als ich mich umdrehe, stelle ich fest, dass Mark noch am Fenster steht. Er reibt sich ungeduldig die Wange.

Dann stelle ich den CD-Spieler an. Kurz darauf schallt *Clocks* von Coldplay durch das Auto. Die Kombination aus Rhythmus und Klang lässt mich ruhig werden. Als ich den Amsterdamer Ring erreiche, wage ich langsam wirklich zu glauben, dass ich das Beste tue.

Ich drehe die Musik etwas herunter, damit ich das Navi verstehen kann.

»Folgen Sie der Straße Richtung Amsterdam Bos & Lommer.« Keine Ahnung, wo ich jetzt landen werde. Ich habe die Adresse eingegeben und danach aufgehört nachzudenken.

»*The lights go out and I can't be saved. Tides that I tried to swim against.*« Weil ich laut von erlöschendem Licht und widrigen Gezeiten mitsinge, verpasse ich fast das Abbiegen.

»*Confusion that ever stops. The closing walls and the ticking clocks*«, singt Chris Martin. »Versuchen Sie bei der nächsten Gelegenheit zu wenden«, ruft die Navi-Frau vom iPhone.

»*Gonna come back and take you home. I could not stop, that you know now, singing. Uuuuuuh*«, brülle ich, während ich eine wenig elegante Kehrtwende vollziehe. Der Text nimmt mich mit: Ich möchte alles wiedergutmachen und wünsche mir, dass alles so wie früher ist.

»*Come out upon my seas. Cursed missed opportunities. Am I a part of the cure or am I part of the disease?*« Tja, bin ich Teil des Guten oder der Krankheit. Hmm …

»Das Ziel befindet sich rechts von Ihnen.«

Ich frage mich, wer mich hier auf den Arm nehmen will, Coldplay oder Google Maps. Ich stehe in einer heruntergekommenen Straße, in die ich nicht einmal meinen kriminellen Nachbarn schicken würde. Ich sehe einen Vorgarten mit einem halb kaputten Sofa und ein paar leeren Ölfässern. Daneben ein Haus, bei dem es vorne keine Fensterrahmen mehr gibt. Ich überprüfe die Adresse noch mal auf meinem iPhone. Dann rufe ich Peter an. Wie sich herausstellt, versteckt er sich in einem Café zwei Straßen weiter. »Ich habe mich kurz hier reingesetzt. Stell dir doch nur mal vor, ich begegne hier einem Bekannten«, flüstert er.

Nach dem ganzen Stress heute muss ich darüber laut lachen. »Als würden unsere Bekannten nicht zur Paartherapie gehen, Schatz. Genau wie jeder an Krebs erkranken kann, kann es doch auch jeder mit Beziehungsproblemen zu tun bekommen?«

»Lass die Witze, van Beek.« Peter ist angefressen. »Wenn du diesen Dreckstumor nicht bekommen hättest, säßen wir jetzt einfach bei einem guten Glas Wein in der Kneipe. Scheißlebenshast.«

Ich halte wohlweislich den Mund und überlege mir, dass ich gleich zu Hause nach niederländischen Prominenten mit Beziehungsstress googeln werde. Danach fühle ich mich ganz bestimmt viel besser – allein mit dem Wissen, dass auch das niederländische Königspaar bei einem Seelenklempner auf der Therapeutencouch sitzt.

30.

Peter biegt in die Straße ein, er zieht heftig an seiner Zigarette. Wir sind zehn Minuten zu früh dran. Dem Paar vor uns begegnen wir auf dem Weg zur Haustür der Therapeutin Carla Beenhakker. Der Mann stürmt geradezu nach draußen, er ist sichtlich aufgewühlt. Die Frau, die ihm nachkommt, hat ein feuerrotes Gesicht und wirkt so geschwollen, als käme sie gerade aus einem Boxkampf. Na wunderbar, denke ich. Diese Carla weiß ganz offensichtlich, wie man die Sache in Schwung bringt.

Wir landen im Flur. Carla kommt erstaunt die Treppe hoch. Sie ist eine schöne Amsterdamer Dame mit vielen blonden Locken. »Ah«, meint sie. »Sie sind zu früh dran. Macht nichts, gehen Sie schon mal runter und machen Sie es sich am Tisch bequem, ich setze schnell Kaffee für Sie auf.«

Peter und ich gehen die Steinstufen herunter und kommen in ein helles Souterrainzimmer. Carla hat eine Vorliebe für Spanien. Dieser Therapiekeller ähnelt einem altmodischen Café, dem jemand zusätzlich die Atmosphäre einer spanischen Finca verliehen hat. Terrakottafliesen auf dem Boden, viel Mosaikmuster, knallgelbe Wände. Bleiverglaste Fenster, zurechtgemachte, gelbweiße Secondhand-Möbel. Ein Tonkrug dient in der Küche als Waschbecken. Eigentlich richtig gemütlich.

Auf dem Tisch stehen Keramiktöpfe und Tapaskörbchen. Carla kommt die Treppe heruntergestapft und bereitet in ihrer Küche einen *Cortado* für uns zu.

Als sie sich hinsetzt, kriecht ihr Haustier unter dem Sofa hervor. Eine einäugige Katze. Das Tier stinkt extrem nach Katzenfutter. Ich sehe, wie Peter zurückschreckt. Sobald er auch nur in die Nähe des Fells dieser Tiere kommt, ist er sofort voller Quaddeln, und ihm tränen die Augen. Ich werfe ihm einen mitleidigen Blick zu. Er starrt in Carlas Richtung.

»Ist es in Ordnung für Sie, wenn sich meine Katze Adana zu uns setzt? Sie liebt menschliche Gesellschaft. Wussten Sie, dass ›Adana‹ eine weibliche Form des spanischen Namens für ›Adam‹ ist?«

Ich starre vor mich hin. Was für eine Methode, das Eis zu brechen. Noch schlimmer, als wenn man nach einer Minute erfährt, dass man einen tennisballgroßen Tumor im Kopf hat. Um die Atmosphäre nicht kaputtzumachen, sage ich Carla nichts davon, sondern setze mich angemessen hin. In offener Haltung, also mit den Armen locker auf dem Schoß, mit offenen Augen, einem milden Lächeln. *Wir sind hier, um unsere Beziehung zu retten!*

Carla setzt ihre (sicher auch aus Spanien stammende) Brille mit den ovalen Gläsern auf und nimmt sich einen Notizblock. »So«, meint sie dann. »Sie sind hier, weil Sie über Ihre Beziehung sprechen wollen.« Nacheinander schaut sie uns an. Ich fange sofort an zu weinen. »Fuck«, sage ich mir, »das hier wird schwieriger, als ich dachte.«

Carla tut so, als würde sie nichts weiter bemerken, macht nur eine Kopfbewegung in Richtung einer Packung Taschentücher in einer Dose mit Mosaikmuster. Schnell putze ich mir die Nase.

»Ihre Beziehung ist die Grundlage dessen, wer Sie sind. Dessen, wer Sie sein können. Sie sollte Ihnen einen sicheren Raum bieten, in dem Sie ganz Sie selbst sein können. Von geborgen und verletzlich bis hin zu ehrgeizig und unternehmungslustig – oft auch gleichzeitig. Kritisch, unterstützend und nach außen hin ein gut eingespieltes Team.«

In Peters Blick flackert etwas auf. »Ein Team, mein Arsch«,

höre ich ihn leise sagen. Aber das ist gegen die Spielregeln, erklärt Carla. Während der Sitzungen werden wir unsere unausgesprochenen Wünsche und Sehnsüchte analysieren. Das Unsichtbare sichtbar machen und so näher zueinanderfinden.

Mich juckt etwas. Peter juckt es schon lange, das kann ich an seinen roten, geschwollenen Augen erkennen. Adana, die einäugige Katze, versucht über seine Waden auf seinen Schoß zu klettern. Peter seinerseits versucht sie abzuschütteln, ohne sie dabei anzufassen. Er bewegt sich ruckartig hin und her, als hätte er einen epileptischen Anfall. Die Katze ist aber hartnäckig und schiebt sich schnurrend an seinem Bein nach oben.

Kurz erwäge ich, ihm zu Hilfe zu kommen, traue mich allerdings nicht, mich zu bewegen, weil ich mich so ganz und gar den Ausführungen unserer Therapeutin geöffnet habe.

Peter hat inzwischen genug von Carlas einleitenden Worten und kommt zur Sache. »Wir sind einige Zeit auseinander gewesen, weil einer von uns eine Affäre hatte. Wir wussten nicht mehr, ob wir es noch einmal miteinander probieren sollten. Jetzt sind wir hier. Oh ja, und Ingeborg hat übrigens einen Hirntumor.«

Ich greife noch einmal nach der Mosaikdose und hole versehentlich alle Taschentücher auf einmal heraus. Carla sitzt uns mit hochgezogenen Augenbrauen gegenüber. Wird sie gleich in Gesang ausbrechen, oder räuspert sie sich nur? Ihrer nonverbalen Kommunikation entnehme ich, dass sie Verständnis zu zeigen versucht: Sie nickt und hält ständig Augenkontakt zu uns.

»Ach du liebe Zeit. Das ist aber eine ganz schöne Ladung. Sie hatten da so einiges zu verarbeiten. Und es ist ja noch nicht vorbei. Ingeborg, wie geht es Ihnen denn jetzt?«

Meine Bauchmuskeln verkrampfen sich, ich balle die Hände zu Fäusten. Ich will nicht über die Krankheit sprechen, das tue ich schon mit Maryleen. Und sind wir nicht wegen etwas anderem hier? Ich überlege, wie ich das ausdrücken soll.

Aber dann gebe ich nach, und es passiert, was meistens passiert, nachdem das H-Wort fällt (es beginnt mit »H« und endet mit »irntumor« …). Eine gute halbe Stunde lang sprechen wir über mich. Über die Diagnose kurz nach Elines Geburt. Über die Erkenntnis, dass unsere Familie von etwas anderem als von Beziehungsproblemen bedroht ist. Carla hört aufmerksam zu und nimmt sich auch ein Taschentuch aus der Dose. *Also Carla,* denke ich, *Gruppenheulen tue ich schon woanders. Denk schnell an was Schönes, und wisch dir die Tränen von den Wangen.*

Ich weiß, dass ihre Gefühle authentisch sind – vielleicht hat sie auch einen Angehörigen an einen Hirntumor verloren. Aber wir sind verdammt noch mal nicht den ganzen Weg nach Amsterdam Bos & Wimmer gefahren, um hier traurig zusammenzusitzen, weil es etwas gibt, mit dem ich mich jeden Tag befassen muss.

Während dieser ersten Sitzung sind wir wie Versuchskaninchen in einem Käfig. Carla stellt noch keine schwierigen Fragen, sondern lässt uns ein bisschen zappeln.

Trotzdem kommt mir diese Sitzung eher wie eine Fernsehshow aus den Achtzigern vor – es wird oft mitfühlend genickt und »Hmm« gesagt. Dabei geht man doch in eine Paartherapie, um gründlich die Sachen zu analysieren, die schiefgegangen sind, und herauszufinden, wie es weitergehen soll? Das Ganze ist mir viel zu brav und zu leicht. Die Wörter kommen aus meinem Mund, bevor ich sie zurückhalten kann.

»Wir müssen die Latte höher legen, Carla!«

Das hätte ich lieber nicht sagen sollen, denn ihr Masterplan wird direkt eine Stufe höher gehoben. Carla erklärt uns, was sie in den kommenden Monaten mit uns vorhat. Monaten? Soll das Ganze so lange dauern? Ich habe eine Zeitbombe im Kopf, ich habe es eilig. Mir wäre es lieber, wir hätten unsere Beziehung schon repariert. Dann hätten wir zumindest noch kurz etwas von dem Ergebnis.

»Sie müssen Ihrem Gefühl gegenüber Ihrer Ratio mehr Raum lassen, Ingeborg. Sie werden bis zum Kern Ihres Selbst vordringen müssen. Sobald Sie den Mut finden, Ihre Wahrheit mit Peter zu teilen, wird sich diese Wahrheit langsam in Ihnen zur Akzeptanz wandeln.«

Damit trifft Carla den Nagel auf den Kopf. Alte Muster loslassen, neue Wege betreten. Nicht alles als geschäftliches Projekt betrachten. Carla nennt das die Kraft des Umdenkens. »Sie müssen sich jeden Tag Zeit für die Frage nehmen, ob das auch der Tag ist, den Sie haben wollen. Wenn die Antwort Nein lautet, sei es durch Stress, unangenehme Ereignisse, Probleme mit Dritten«– bei diesem Wort schaut sie mich durchdringend an – »dann können Sie Ihre Gedanken anpassen.«

31.

Ein paar Stunden später sitze ich zu Hause auf der Toilette und schaue auf die Glasscherben, die überall auf dem Boden liegen. Peter hat das lebensgroße Porträt von Fedja van Huêt von der Wand gerissen, das ich von meiner Freundin Pauline bekommen habe, weil er direkt nach der Diagnose auf meiner »Liste der letzten Wünsche« stand. Damals war das noch lustig. Damals verkündete ich täglich, ich wolle mit einem anderen Mann ins Bett. Mehr noch: Freundinnen, die zum Essen oder Trinken vorbeikamen, schlugen mögliche Kandidaten vor. Auf diese Weise fand ich heraus, dass es in Belgien spezielle Massagesalons für Frauen mit garantiertem Happy End gibt. Dass man mit einer unheilbaren Krankheit bei bestimmten Fallschirmschulen Ermäßigung bekommt … Allerdings muss man dann ein Dokument zum Haftungsausschluss unterzeichnen: Wenn man beim Sprung stirbt, wird die Fallschirmschule nicht zur Verantwortung gezogen. Ach, und noch etwas ganz Herrliches: Manche Leute haben eine spezielle sexuelle Vorliebe für Menschen mit körperlichen Gebrechen. Als Hirntumorpatientin kann man also auch Prostituierte werden, wenn das zu den heimlichen unerfüllten Wünschen gehört. Wir lachten uns kaputt, meine kreativen Freundinnen und ich, während wir eine »Liste der letzten Wünsche« zusammenstellten, die so lang wurde, dass ich sie auch in einem gesunden Menschenleben unmöglich würde bewältigen können.

Jetzt sitze ich auf der Toilette und weine. Ich schaue zu Fedja herunter, der mir vom Boden aus zulacht. Aus seiner Nase ragt eine Scherbe empor, und das enge weiße T-Shirt, das er auf dem Bild trägt, ist zerrissen. Wie schön wäre es, wenn man das, was man kaputtgemacht hat, einfach so zusammenfegen und wieder von vorn beginnen könnte.

Aber manche Dinge lassen sich nicht rückgängig machen. Genauso wenig wie das Verfolgen lebenshastigen Verlangens. Ich dachte wirklich, dass ich mein Gehetztsein irgendwo ausleben musste, das Gefühl, den Becher des Lebens schnell austrinken zu müssen. Meiner eigenen Lust folgen. Denn was, wenn ich morgen sterbe?

Jetzt befinde ich mich an einer Wegkreuzung. Viele Menschen in einer längeren Beziehung kommen irgendwann an eine solche Stelle. Auch wenn ich einige Freunde hatte im Leben, weiß ich eigentlich immer noch nicht, was eine Beziehung sein kann und wie ich am besten in sie investiere.

Wenn ich es mir genau überlege, entstand in all meinen Beziehungen nach einiger Zeit Unfrieden. Dann war das Ganze doch nicht das, was ich erwartet hatte. Oder es wurde mir zu langweilig. Mein Freund und ich entwickelten uns auseinander. Kurz darauf kam das Ganze dann auf den Tisch, und ich teilte dem jeweiligen Freund mit, dass ich keine Zukunft mehr für die Beziehung sah.

Nach einer solchen missglückten Beziehung musste ich mir immer eine neue Wohnung suchen, die alte kündigen, den Kühlschrank in der Mitte durchsägen und kleinliche »Diese CD gehört mir, diese dir«-Streitigkeiten durchmachen. Dann stürzte ich mich aufs Neue ins Singleleben, inklusive misslungener Dates, Zungenküssen auf den Tanzflächen diverser Discos, manchmal einer aufregenden Verliebtheit und schmerzhaften Trennungen.

Bis ich Peter begegnete. Dieser zwei Meter große, attraktive

Mann wurde mir von gemeinsamen Freunden vorgestellt. Er war gerade aus Curaçao zu Besuch, wo er damals wohnte, arbeitete und lebte, wie sich das für einen zwei Meter großen, attraktiven Mann gehört: sehr ausschweifend. Ich war davon überzeugt, mich von dieser Sorte fernhalten zu müssen, deswegen tat ich das auch sorgfältig. Bis er sechs Wochen später wieder vor meiner Nase stand und ich nachgab.

Wir gingen hintereinander Tee trinken, essen, tanzen, Bier trinken, und gegen fünf Uhr morgens küssten wir uns zum ersten Mal. Erst einen Monat später flog er wieder zurück auf seine Insel.

Eine Phase mit viel Skypen, Sehnsucht, leidenschaftlichen Anrufen mitten in der Nacht und hartem Arbeiten, um die Tickets bezahlen zu können, brach an. Dann beschloss Peter im Sommer 2007, wieder in die Niederlande zurückzukehren. Heftig verliebt zogen wir zusammen, ich wurde schwanger, wir kauften eine Wohnung. Meine PR-Firma lief ganz prächtig.

Bevor wir uns bewusst für ein zweites Kind entscheiden konnten, war ich mit Eline schwanger.

Sieben Monate später wurde sie geboren. Die Idylle schien perfekt: zwei gesunde, liebe Kinder, eine gut laufende PR-Firma, ein prächtiges Haus, eine gute Beziehung.

Und dann das. Der Hirntumor warf alles aus der Bahn. Aber Liebe besiegt alles.

Omnia vincit amor. Der lateinische Dichter, der für diese oft zitierte Weisheit verantwortlich ist, hat leider vergessen, ihr eine Gebrauchsanweisung beizufügen. Er hat nicht gesagt, dass die Liebe uns alle erlöst. Liebe besiegt alles, hat er geschrieben, nicht nur die schlimmen und schrecklichen Dinge, wie einen Hirntumor. *Alles* beinhaltet also auch Glück, den gesunden Menschenverstand, Unabhängigkeit und Treue dem anderen gegenüber. Pessimisten können daraus schließen, dass diese drei

Wörter keine Anregung sind, sondern eher eine Einschränkung. Eine Anweisung, diese sogenannte Liebe so gut es geht zu vermeiden, denn ehe man es sich versieht, zerstört man damit alles, alles was einem lieb ist, sich selbst inklusive.

Ich glaube, ich bin eine Pessimistin.

32.

»Sie werden bis zum Kern Ihres Selbst vordringen müssen, Ingeborg.«

Die Worte der Therapeutin Carla spuken mir durch den Kopf. Entdecken, was meine Wahrheit ist. Mich nicht mit den pessimistischen Gefühlen abfinden, sondern mich an die Arbeit machen. Es geht doch a) darum, meine Beziehung zu retten und b) die Jahre, die ich noch zu leben habe, so schön wie möglich zu gestalten und so fröhlich wie möglich zu verbringen.

Ich muss mich auf die Suche nach meinem ursprünglichen Ich begeben. Nach der echten Ingeborg hinter allem Chaos.

Ich weiß nicht, wie ich das anstellen soll. Es ist Wochenende, Peter kümmert sich um die Kinder, also habe ich Zeit für mich. Beim Blick in meinen Kalender entdecke ich einen Termin. Joggen! Gute Idee, schön zusammen mit Marye durch den Wald rennen. Marye ist samstags meistens sehr verkatert, und sobald sie bei mir im Auto sitzt, fängt sie an, von ihren Erlebnissen der Woche zu erzählen. Sie war auf einem Konzert im *Paradiso*, hatte ein paar Tinder-Dates und hat sich an einem Abend völlig mit Bier und Gin die Kante gegeben. Ich schaue sie mit einer Mischung aus Respekt und Erstaunen an. Vor allem, weil sie nach so einem durchzechten Abend ohne Protest acht Kilometer durch den Wald rennt.

Nach einer Dreiviertelstunde der Qualen erreichen wir den Wagen wieder. Manchmal schlägt Marye vor, noch einige Push-ups zu machen, aber heute verweigere ich das mit einem Verweis auf meinen Tumor, sodass wir direkt in einem schicken Laden, in dem wir in unseren verschwitzten Klamotten und den schlammigen Schuhen nicht übermäßig willkommen sind, einen Kaffee trinken können.

Gerade hat mir Marye von ihrem Date von vorgestern erzählt. Als sie fertig ist, wird es still. Ich spüre schon, was jetzt kommt. Und ich habe keinen Text vorbereitet.

Marye berührt mich an der Schulter. »Wie läuft es denn jetzt so bei euch, zu Hause?«

Ich durchforste mein Gedächtnis, als müsste ich mir kurz wieder in Erinnerung rufen, wie es gerade zu Hause aussieht. Erst muss ich auch noch die Neuigkeiten erzählen. Dass wir eine Therapie machen.

Es kommt völlig verworren heraus, einfach weil ich es selbst nicht gut begreife, nicht weiß, wie ich es erklären soll. Ich schaue Marye kurz an.

»Peter und ich machen eine Therapie, bei einer gescheiterten blonden Flamencotänzerin.«

Marye kichert. »Wie bitte? Eine *Flamingo*tänzerin? *Olé! Sssseñorita*, was ist *el problema?*«

Das läuft nicht gut. Ich lasse meinen Cappuccino lieber stehen, weil ich Angst habe, dass meine Hand zittert, wenn ich die Tasse hochhebe. Dafür stoße ich aus Versehen dagegen, und die Hälfte schwappt über den Rand. Murphys Gesetz.

Marye hat aufgehört zu lachen und schaut mich ernst an. »Sorry!«, sagt sie. »In Wirklichkeit finde ich das sehr tapfer von euch. Möchtest du mir noch mehr darüber erzählen?«

»Ehrlich gesagt finde ich es ziemlich unheimlich, so viel von mir selbst preiszugeben«, sage ich. Innerlich ringe ich mit mir, um ruhig und beherrscht zu klingen. »Ich glaube, wir brauchen Zeit, damit sich alles, was passiert ist, erst mal setzen kann. Und das ganze Gewühle in meiner Psyche ist schlimm.«

»Ach, das macht ihr schon richtig«, sagt Marye und schaut dabei nach draußen. Es wird nicht ganz deutlich, an wen sie ihre Worte richtet. »Es ist doch gut, sich darum zu kümmern.

Eine Paartherapeutin ist schließlich keine Liebestherapeutin – diese blonde Flamingotherapeutin wird keine Liebe neu in euch entfachen können, die es nicht mehr gibt. Ich glaube, ihr liebt euch noch, habt das aber durch die ganzen Sorgen aus den Augen verloren.«

Ich muss lächeln. Es ist nicht nur der Scheißtumor, der mir hier zu schaffen macht. Der ist nur so ein kleiner Teil von meinem Körper. Mein Verhalten drumherum hat unser Leben so auf den Kopf gestellt. Und daran kann ich glücklicherweise durchaus noch etwas ändern.

33.

Weil ich alles versuche, um achtsam zu werden, vergeht die Zeit wie im Fluge. Bevor ich mich versehe, steht die zweite Therapiesitzung bei Carla an.

Dieses Mal nimmt sie mich so richtig ran. Nach dem gemeinsamen Aufnahmegespräch will Carla in individuellen Treffen herausarbeiten, welchen Anteil wir jeweils an dieser Krise haben. Peter hält das gar nicht für notwendig: Es ist ganz eindeutig, dass ich die Schuld an den Problemen in dem scheinheiligen Ensemble unserer Beziehung trage. Schließlich bin ich diejenige, die sich »fleischliche Untreue« zu Schulden hat kommen lassen, ein paartherapeutischer Euphemismus für »Fremdgehen«.

Auf dem Fahrrad lege ich die gut sieben Kilometer nach Bos & Lommer zurück. Erschöpft erreiche ich den spanischen Therapieschuppen, wo ich mein Rad gegen den Zaun werfe und auf die Klingel drücke. Ich bin zu hundert Prozent bereit, ich will das hier.

Carla öffnet mir und lacht mich an. Mir rutscht das Herz in die Hose. Schon ihr Anblick sorgt dafür, dass ich fast in Tränen ausbreche. Was ist nur mit mir los?

Inzwischen kenne ich den Weg, also wanke ich die Stufen hinunter in Carlas Hacienda, wo die Taschentuchdose mit dem Mosaikmuster mir einladend entgegenstarrt. Von der einäugigen Katze keine Spur. Ich setze mich und warte auf Carla, die mit zwei *Cortados* und einer Karaffe Wasser angelaufen kommt.

»So«, sagt sie. Ihre Brille liegt noch auf dem Tisch. »Wo waren wir stehen geblieben?« Ich versuche, ohne zu weinen, die Situation noch einmal darzustellen. Frau bekommt Krebs, Frau geht fremd, Mann ist böse, wie soll es nun weitergehen?

»So. Ja. Also. Und wie denken Sie selbst darüber?« Ich schweige und schaue aus dem Fenster.

»Können Sie kurz etwas über früher erzählen?«, bittet mich Carla. »Woher kommen Sie? Wie war Ihre Kindheit? Die Dinge, die wir in jungen Jahren erleben, können später einen großen Einfluss haben. Auf unser Gefühlsleben, auf die Liebe, sogar auf unsere Gesundheit. Wie lief das bei Ihnen?«

Als Tochter einer Psychologin glaube ich zu wissen, was sie hören will: Die Perfektionistin in mir erwacht. Die Tränen versiegen – das hier kann ich. Ich erzähle ihr von den Auswirkungen des Aufwachsens im erzkatholischen Brabant. Gottesdienstbesuche in kratzigen Strumpfhosen, eine strenge Erziehung, gute Manieren bieten einem schließlich ein gutes Gerüst für später. Carla legt den Stift weg.

»Möchten Sie noch Kaffee?«, erkundigt sie sich.

»Gerne«, sage ich. Während Carla in ihre kleine Küche geht, schaue ich aus dem Fenster und sehe, was auf der Straße passiert. Eine Mutter schleppt ein Kind und eine ganze Ladung Taschen vorbei. Mit leidvollem Blick.

Wenn ich an meine Kindheit zurückdenke, ist das, als würde ich mir einen Film ansehen, mit mir in einer der Rollen. Meine Familie. Meine Eltern mit ihrer dramatischen Ehe. Menschen, die in mein Leben traten, aber auch wieder verschwanden. Früher gab es vor allem viele Versprechungen auf ein schönes Leben. Der Weg lag offen vor mir. Ich bin eine ganz andere Person geworden, gefärbt von allen Erfahrungen, und ganz anders als das kleine Mädchen von damals, das rein und sauber im Leben stand. Das Mädchen verurteilt viel von dem, was ich jetzt tue. Ich verurteile mich selbst.

Carla ist inzwischen wieder aufgetaucht. Ich verbrenne mir

den Mund an dem heißen Kaffee und erzähle. Von meiner Mutter, einer warmen, herzlichen, intelligenten Frau, die bei uns das Geld verdiente. Von meinem leicht dominanten Vater, der mir Gesundheit, Sauberkeit und Disziplin beibrachte. Von den Hänseleien in der Schule, dem Umzug von Etten-Leur nach Breda, dem Wechsel von der Waldorfschule aufs Gymnasium, wo ich endlich mein Bestes gab. Mit Griechisch und Latein … Was will sie denn sonst noch wissen?

»Ich denke nicht oft an meine Kindheit zurück, oder an andere Vorfälle oder Phasen. Ich schaue lieber nach vorn«, sage ich zu Carla.

Das Gespräch wühlt mich auf. Verrückt, dass es mir doch so nahegeht, wenn ich davon erzähle. Ich spüre Tränen im Herzen, habe Bauchschmerzen. Da ist eine Leere, wegen der vielen Streitigkeiten daheim und der gescheiterten Ehe meiner Eltern.

Carla beugt sich zu mir hin, blinzelt kurz, was ich als Ermutigung zum Weitermachen auffasse. Ich beiße mir auf die zitternde Unterlippe und versuche es. »Als ich siebzehn war, hat sich mein Vater als homosexuell geoutet. Jetzt sind meine Eltern bereits einige Jahre auseinander, und mein Vater hat schon eine ganze Zeit lang einen sehr lieben Freund.«

Carla schreibt eifrig mit. Ich schaue ihr ins rot angelaufene Gesicht – dieses »Mein Vater ist schwul geworden«-Bekenntnis ist die Garantie für ein gutes Gespräch.

Sie schiebt die Brille ein Stück weiter die Stirn hoch. »Krebs, Fremdgehen«, sehe ich sie denken. »Und jetzt auch das noch!«

»Okay, das bedeutete also eigentlich ein Outing für Ihre ganze Familie? Was für eine seltsame Fügung von Umständen. Stecken diese ganzen verrückten Verhaltensweisen bei Ihnen vielleicht doch in den Genen?«

Ganz kurz frage ich mich, ob ich irgendwo falsch abgebogen bin. Bin ich aus Versehen in einer ganz konservativen Gegend gelandet? Ist an Homosexualität irgendetwas Seltsames? Denkt

Carla vielleicht, dass mein Vater in einem rosa Tangaslip herumläuft und die Hälfte der Woche in Schwulenbars verbringt?

Ich räuspere mich. »Darf ich fragen, was mein homophiler Vater mit meinem Hirntumor zu tun hat? Oder damit, dass ich fremdgegangen bin?« Ich hebe einen Finger und verdrehe übertrieben die Augen.

»Gut, das reicht jetzt«, unterbricht mich Carla, »und den Finger können Sie auch wieder runternehmen.«

Ich presse die Lippen aufeinander. Einige meiner Freunde finden tatsächlich, dass ich eine schwierige Kindheit gehabt habe. Ich selbst will das lieber nuanciert betrachten: Ich habe viel erlebt. Dadurch, wie ich groß geworden bin und mit den vielen Streitigkeiten zwischen meinen Eltern. Aber ich wüsste nicht, was das mit der Tatsache zu tun haben sollte, dass ich es mit meinem Geschäftspartner getrieben habe.

Carla holt mich aus meinen Grübeleien.

»Manche Leute koppeln Sex an Wertschätzung. Hat man Ihnen eine feste Basis vermittelt, Ingeborg?«

Ich spüre, wie sich ein stechender Kopfschmerz in mir ausbreitet. Carla fragt immer weiter. Über Enttäuschungen, schmerzhafte Momente in meiner frühen Jugend, die Vergewaltigung durch Dirk. Es ist schrecklich, zu diesen dunklen Momenten zurückzukehren. Nach fünfundsiebzig Minuten schaut Carla auf ihre Armbanduhr.

»Wir machen gleich Schluss, liebe Ingeborg. Zur nächsten Sitzung kommen Sie dann wieder zu zweit.«

Als ich auf dem Heimweg auf dem Fahrrad sitze, fängt es an zu regnen. Ich kämpfe mich vornübergebeugt durch den Wind. Die Augen habe ich wegen des Regens zugekniffen, und die viel zu große Kapuze meiner Jacke nimmt mir die Sicht.

Ich weine. Schreie. Mit offenem Mund, der Rotz strömt. Ich schaue mich um, keines der vorbeifahrenden Autos hält an. Niemand tut etwas.

Jedes Mal, wenn ich mit dem rechten Pedal gerade über den toten Punkt komme, schreie ich auf. Dass ich nicht krank sein will. Dass ich nicht zugeben will, dass ich krank bin. Dass ich einfach leben und mit meiner Familie glücklich sein will.

34.

»Mir ist bewusst, dass ich mich mit meiner Krankheit abfinden muss. Ich grüble ständig darüber nach, wie ich die Konsequenzen meines Krankseins und meiner Lebenshast so weit wie möglich begrenzen kann, Peter.«

Ich stehe in der Küche. Peter trocknet mir die Haare mit einem Geschirrtuch. Ich bin völlig durchweicht. Die Kinder sitzen am Tisch, Eline schlägt mit ihrem Plastikbesteck auf ihren Teller ein.

»Ich habe Blumenkohl gekocht.« Peter nimmt den Deckel vom Topf, der Geruch nach Räucherwurst mit Speck kommt mir entgegen. Plötzlich überlege ich mir, dass ich die Kinder übernehmen sollte, dass das meine Aufgabe ist. Weil wir Zeit brauchen, wohnen wir abwechselnd eine Woche woanders. Heute sollte Peter die Kinder holen, danach bin ich dran, und er zieht in ein schickes Apartment, das wir von einem Bekannten gemietet haben.

Peter holt einen Schöpflöffel aus der Schublade. Dabei berühren sich unsere Hände kurz.

»Du bist so eine unglaublich blöde Kuh.« Peter schaut mich traurig an. »Du fehlst mir.«

Ich umarme ihn. Ganz kurz. Dann schiebt er mich weg.

»Wollen wir zusammen essen? Dann gehe ich einfach danach«, fragt er.

Heimlich überlege ich, was er wohl gleich unternehmen wird. Erst ein paar dutzend Bacardi-Cola trinken und dann Weiber klarmachen? Oder hat er sich mit einer schönen Dame verabredet, und sie schauen sich zusammen ganz romantisch einen Film an? Die Eifersucht pulsiert mir in der Halsschlagader, mein Magen zieht sich zusammen.

Wir essen, machen Quatsch mit den Kindern. Tygo stellt wie immer eine Frage nach der anderen. Heute ist er besonders lebhaft.

»Wo ist denn die Welt, Papa? Da draußen?« Tygo zeigt auf die Balkontüren.

»Ja, sicher«, murmelt Peter, während er sich ein Stück Wurst in den Mund schiebt.

»Und dann ist unsere Welt hier drinnen, oder, Mama?«

Ich schaue ihn mit einem breiten Lachen an. Ich hoffe einfach, dass er in den nächsten Jahren keine andere Frau Mama nennen wird. Für diesen falschen Gedanken schäme ich mich.

Tygo brütet über einer neuen Frage und bohrt Kuhlen in seinen Blumenkohlbrei.

»Und wo ist dann das Leben, Papa?«

Peter schaut mich fragend an, er kann das nicht beantworten.

Ich verschlucke mich beinahe an einer Kartoffel. »Was meinst du damit, Tygo? Meinst du vielleicht, *wann* das Leben ist?«

Er nickt eifrig. Eine blonde Locke fliegt durch die Gegend. Ich beuge mich zu ihm hin und flüstere ihm die Antwort ins Ohr. Die Augen brennen mir dabei, weil darin so eine große Wahrheit liegt.

»Jetzt, Tygo«, sage ich. »Das Leben ist jetzt.«

Ich muss an den verstorbenen Amsterdamer Philosophen René Gude denken. »Das Leben ist ein ganz schönes Getue«, hat er einmal gesagt. Nie bin ich mehr seiner Meinung gewesen als jetzt. Mein Leben ist momentan tatsächlich ein ganz schönes Getue. Aber derselbe Philosoph hat auch gesagt, dass man sich die Zeit nehmen muss, auf das zurückzuschauen, was man getan hat, und dass man das mit einer gewissen Milde erledigen soll.

Danke, René. Ich schalte meinen aller-, allermildesten Blick ein und frage Peter, ob er noch ein wenig Wein will. Ich möchte gern mit ihm sprechen, ihn fragen, ob wir uns auf ein Ziel zubewegen. Peter schickt sich an zu gehen. Das Amsterdamer Nachtleben lockt. Oder wird er einfach in dieser schicken Junggesellenwohnung auf dem Sofa sitzen und bei einer Tüte Käsechips Fußball schauen? In meinem Bauch grummelt es unruhig. Ich wage nicht, ihn das zu fragen.

»Hattest du heute einen guten Tag?«, erkundigt er sich, während er seine Jacke zuknöpft. »Du hattest doch zusammen mit Mark diese Präsentation bei einem neuen Kunden?«

Ich sage nichts. Peter schließt die Tür hinter sich.

Das Leben ist jetzt. Milde. Ich murmele das Wort vor mich hin, während ich meine Kinder in ihre Schlafanzüge zu stecken versuche. Während der letzten Wochen haben sie eine besondere Vorliebe dafür entwickelt, bei dem Wort »Bett« unters Sofa zu kriechen und erst wieder hervorzukommen, wenn ich ihnen eine Süßigkeit verspreche. Jetzt besteche ich sie mit einem Schälchen Bananenquark. Unfähig als Mutter bin ich.

Glücklicherweise liegen zwanzig Minuten später beide im Bett, und ich kann mich auf dem Sofa ein bisschen ausruhen. Ich bin völlig fertig. Die Sitzung bei Carla hat mir ganz schön zugesetzt. Mein Handy gibt einen Summton von sich. Eine E-Mail.

An ingeborg@shakethetree.nl
Von: peter@amstelmedia.nl
Datum: Donnerstag, 2. Februar 2015, 20:25 CET
Betreff: WIR

Lieber Schatz,

wollte dir nur schnell sagen, dass ich es schön fand, dich zu sehen. Finde es immer noch verdammt schwierig, und es ist noch zu früh, um über Fortschritte zu sprechen. Trotzdem freue ich mich auf eine komische Art und Weise auf die Sitzung bei Carla nächste Woche. Ich will alles tun, damit wir es zusammen schaffen, aber ich bin auch immer noch sehr böse, das verstehst du hoffentlich. Ansonsten wünsche ich dir einen schönen Abend – du brauchst gar nicht so eifersüchtig zu tun, ich liege einfach auf dem Sofa und schaue fern. Wollen wir morgen kurz telefonieren? Ich würde nächstes Wochenende gerne etwas Schönes mit dir und den Kindern unternehmen, wenn du das auch möchtest. Kuss, du unglaublich blödes Weib, das ich so sehr liebe,
Peter

Mein betrübtes Herz macht einen kleinen Luftsprung. Ich schicke eine Nachricht zurück. Dann lege ich mich ins Bett, ich bin fertig mit den Grübeleien und der Suche nach Lösungen, die ich nicht allein erzwingen kann.

Ich mache es mir gemütlich und stelle einen Film an, schlafe jedoch tief und fest ein, bevor er zu Ende ist. Ich spüre, wie ich wegsacke, zuerst die Beine, und lasse mich in die Ruhe von Körper und Geist ziehen.

35.

Der Wecker klingelt. Tygo kriecht wie üblich zu mir ins Bett. Ich knuddle ihn, und durch meine Wimpern hindurch sehe ich den Text, den Peter und ich zusammen auf die Wand geschrieben haben, kurz nachdem ich die Diagnose bekam.

»Wenn uns nichts vor dem Tod rettet, möge uns die Liebe wenigstens vor dem Leben retten.«

Dieses Zitat stammt von dem Dichter Pablo Neruda. Den Gedichtband habe ich irgendwann heimlich aus der Bibliothek geschmuggelt. Lustig, wie ein Gedicht wachsen und seine Bedeutung verändern kann. Sehnt sich nicht jeder nach dem Gefühl, zu Hause zu sein, nach Hause zu kommen? Ist das nicht der Grund, aus dem die Leute Kurorte abklappern, tagelang auf einem Meditationskissen sitzen und nach Erleuchtung suchen?

Unser Kühlschrank hängt voll davon, überall Karten mit weisen Sprüchen. Kreuz und quer übereinander. Es macht mich froh, als ich sehe, dass da noch einige Hinweise auf unser Leben vor dem Hirntumor hängen, wie der rosa Magnet mit den roten Buchstaben, den uns ein Freund aus Ibiza mitgebracht hat: *My body is not a temple, it's an amusement park. Enjoy the ride. – Mein Körper ist kein Tempel, sondern ein Vergnügungspark. Lass uns Spaß haben!*

Heute bleibt mein Blick an einer Karte von Dries hängen. In zierlichen Buchstaben hat er darauf einen Text geschrieben:

Wer eine Prostituierte aufsucht oder Drogen nimmt,
Sehnt sich genauso sehr nach Ganzheit
Wie jemand, der in eine Kirche, einen Tempel oder eine Moschee geht.
Wer eine Familie gründet,
Tut dies aus derselben Sehnsucht heraus
Wie jemand, der viel meditiert und sich in die Einsamkeit zurückzieht.
Wer sich auf Oberflächlichkeit begrenzt, tut das aus derselben Sehnsucht heraus wie jemand, der sich völlig auf Tiefgang ausrichtet.

Der Text stammt von einem gewissen Anandajay, einem spirituellen Lehrer, der sich mit Verinnerlichung beschäftigt. Ich erkenne mich in seinem Text in hohem Maße wieder und füge in Gedanken ein paar Zeilen hinzu:

Wer einen Hirntumor und Lebenshast hat,
Kämpft genauso sehr mit wichtigen Lebensfragen
Wie jemand, der sich gesund wähnt: Beide suchen eifrig nach dem Stillwerden.

Ein Blick auf die Uhr lässt mich aufschrecken: fast halb neun. Wir müssen los! Ich helfe den Kindern in ihre Jacken, und wir machen uns auf den Weg zur Krippe. Dort löse ich die Schnallen an den Autositzen. Genau in diesem Moment fangen Tygo und Eline an zu brüllen.

»Paaapaaa soll das machen, Paaapaaa soll das machen!«, schreien sie tränenüberströmt.

Ich fühle mich ganz schrecklich, auch wenn ich gelesen habe, dass das nichts bedeutet, dass sich Kinder von Zeit zu Zeit einer anderen Vertrauensperson zuwenden. Das Wort »Vertrauen« hat im Moment nicht besonders viel mit mir zu tun. Eline wirft sich auf die Straße und brüllt einfach weiter, sie zappelt mit den Beinen in der Luft herum.

Bin ich wirklich eine gute Mutter? Liebt sie ihren Vater mehr als mich? Ich knie mich hin und schnappe mir meine beiden Sprösslinge. Tygo begibt sich direkt in den Verhandlungsmodus. »Bekommen wir heute Abend Pfannkuchen, Mama?«

»Na klar!«, rufe ich. »Und gehen wir jetzt schön nach drinnen?« Die Krippenleiterin lacht mich freundlich an (oder lacht sie mich vielleicht aus?), als ich auf meinen hohen Absätzen nach drinnen wackle. Eline kommt von selbst, sie hat inzwischen zwei Laufmaschen in meinen Strumpfhosen fabriziert und pult zufrieden in den Löchern herum. *Bambi auf dem Eis macht eine bessere Figur*, überlege ich, als ich meine beiden kreischenden Kinder ungeschickt den Damen in der Krippe übergebe. Ich lache schwach und wünsche ihnen einen schönen Tag, sie lachen zurück, als wären sie fröhliche Hula-Mädchen auf Hawaii.

Peter schickt mir eine WhatsApp-Nachricht:

Um wie viel Uhr haben wir heute unsere Sitzung Rumquatschen auf Kosten des Steuerzahlers?

Wir verabreden, dass ich ihn mit dem Auto abhole.

Jetzt aber erst mal Kaffee. Der Tag kann beginnen.

36.

»So«, begrüßt uns Carla, als wir ihre Hacienda im Amsterdamer Westen betreten. »Willkommen. Gehen Sie ruhig direkt durch, Sie kennen ja den Weg.«

Peter schaut sich ängstlich um und erspäht Adana, das übel zugerichtete Katzentier, auf dem Tisch. Sobald Adana Peter entdeckt, beginnt sie verführerisch zu schnurren. Den räudigen Schwanz hat sie stolz in die Höhe gestreckt. Um Peter vor einer akuten Allergieattacke zu bewahren, streichle ich sie vorsichtig. Sie wirft sich sofort auf den Rücken und wälzt sich herum wie eine professionelle Bordsteinkatze. Ich versuche die haarige Kurtisane vorsichtig vom Tisch zu holen, ohne dass Carla etwas davon mitbekommt.

Die erscheint gerade mit dem wohlbekannten Kaffee. Heute stellt sie außerdem noch eine Schale mit Keksen auf den Tisch.

Ich muss an die vergangenen Sitzungen denken, bei denen ich zuerst dachte, dass sie nichts in mir bewirkten, und danach war ich beim Verlassen des Hauses doch immer schwer angegriffen. Jetzt sitzen Peter und ich glücklicherweise zusammen hier. Auch wenn mir die Schale mit Mandelkeksen wie ein schlechtes Omen vorkommt.

Peter beißt in einen Keks. Carla fängt an zu reden. Ich überspringe den Keks; nach dem Kontakt mit der pockennarbigen Katze klemme ich mir die Hände zwischen die Knie und beschließe, nichts mehr anzufassen, bevor ich sie mir nicht gründlich desinfiziert habe.

»Zuerst haben wir uns zu dritt gesprochen, und dann einzeln. Ich möchte Ihnen gerne sagen, was ich bemerkt habe. Die individuellen Geschichten möchte ich mit Ihnen beiden teilen, weil ich hoffe, dass Ihnen das auf dem Weg zurück zu Ihrem Glück hilft.«

Peter greift nach meiner Hand. Ich denke an seine Allergie und verstecke meine nach pockennarbiger Katze riechende Hand hinter dem Rücken. Ein böser Blick.

»Ja. Also. So. Sie haben zusammen eine ganze Menge durchgemacht. Diese kritischen Lebenspunkte verlangen eine Neudefinition Ihrer Beziehung. Das allein kann den Anfang eines Bruchs bedeuten, wenn man nicht im Kontakt zueinander bleibt. Und bei Ihnen beiden begann sich Enttäuschung über negative Aspekte des anderen einzustellen: Durch die nicht erfüllten Erwartungen sind Sie in einer schlimmen Abwärtsspirale. Dazu kamen noch einige einschneidende Ereignisse, die Spannungen auslösten. Die Veränderung in Peters Karriere, die Geburt Ihrer Kinder.«

Peter nimmt sich noch einen Keks. Ich rühre unbehaglich in meiner leeren Kaffeetasse.

Carla spricht unbeeindruckt weiter. »Das ist alles ganz normal. Nachdem man Enttäuschungen über die Schwächen des Partners erlebt hat und hohe Erwartungen unerfüllt bleiben, beginnt eine neue Phase. Die Gefühle der Verliebtheit finden ein Ende, oder sie werden zumindest gedämpft. Die Realität ist in Ihr Leben getreten. Und bei Ihnen hat sich die Realität noch als ein Stück schwerer herausgestellt als üblich.«

Jetzt ist es aber genug, denke ich.

Ich deute auf meinen Kopf. »Stimmt genau. Und ehe man sich's versieht, kostet einen so ein Tumor nicht nur das Leben, sondern auch die Beziehung!«

Carla ist nicht besonders beeindruckt von meiner Bemerkung. Sie wendet sich mir zu.

»Viele Leute mit Beziehungsproblemen leiden unter einer unsicheren Bindung zu ihren Eltern, vor allem zu ihrer Mutter.

Als wäre da eine Naht zum Teil aufgegangen. Kommt Ihnen das bekannt vor, Ingeborg?« Ich muss an Tygos Geburt denken. Damals wurde ich mit fünf Stichen genäht. Dann fasse ich mir automatisch an den Schädel. Da waren es mindestens zwanzig, wenn ich mich richtig erinnere? Mein Kopf ist sicher gut zusammengenäht, auch wenn ich nie auf eine schöne Glatze hoffen darf, jetzt, wo ich diesen holprigen Halbmond auf der rechten Seite habe.

Carla erklärt uns alles. Die Art und Weise, wie ein Kind eine Bindung erfahren hat, als sicher oder unsicher, ist von großer Bedeutung für das Selbstvertrauen des Kindes und seine Ängste. Außerdem hat die Bindung viel Einfluss darauf, wie man als Erwachsener im Leben steht.

Aha! Hier ergibt sich die Chance, meinen Eltern die Schuld zuzuschieben. Ich denke an die Gespräche mit Maryleen Dupree zurück. Sie hat festgestellt, dass ich eine Kämpferin bin. *Kämpfer sind sehr ehrgeizig, oft selbstständige Unternehmer.* Stimmt, dachte ich, als ich das hörte. *Der Grund dafür liegt in ihrer Kindheit verborgen. Weil sie schon früh auf eigenen Beinen stehen mussten, haben sie gelernt, alles selbst zu tun. Sie beziehen ihr Ehrgefühl aus dem Erfolg, aber Eigenwert kann man nicht aus der Umwelt bekommen.*

Stimmt, äh … stimmt. Seit wann kann man einen Drang zur Selbstständigkeit nicht aus sich selbst ziehen?

Carla reibt es uns noch einmal unter die Nase. Vor allem meine muss daran glauben.

»Sie kompensieren Ihre Unsicherheit und Ihren fehlenden Eigenwert durch das Laufen, Ingeborg. Aber Sie müssen diesen Eigenwert aus sich selbst holen, sonst werden Sie zu einem nicht zu füllenden Loch.«

Vor meinen Augen erscheint einer dieser sprechenden Mülleimer, der um Futter bettelt: »Papier hier!«

Ich bin beleidigt, weil man mich mit einem Loch vergleicht.

Ich setze mich aufrecht hin und bereite mich darauf vor, Carla vehement zu widersprechen. Ich will sagen, dass ich durchaus so lebe, wie es meinem eigenen, wahren Selbst entspricht. Meiner eigenen Persönlichkeit, meiner eigenen Wahrheit. Dass ich mich traue zu lachen, zu weinen. Dass ich es wage, Dinge zu teilen, dass ich immer wieder aufstehe. Dass ich ganz tief drinnen sehr gut weiß, was ich brauche, um wachsen zu können.

In Gedanken höre ich schon den Applaus, den mir eine solch feine Analyse einbringen wird: *Ingeborg vs. Carla: eins zu null.*

Aber ich sage nichts. Mir ist bewusst, dass die blonde Flamencotherapeutin ins Schwarze getroffen hat. Sie hat recht, verdammt noch mal. Und das tut weh. Meine Augen werden feucht.

Neben mir bricht Peter in lautes Gelächter aus. »Das Loch hat sie sich doch aber ordentlich füllen lassen?« Er schlägt sich auf die Schenkel, weil er seinen eigenen Witz so gut findet.

Ich vergesse Peters Katzenhaarallergie und nehme seine Hand. Ich hasse ihn. Oh, wie sehr ich ihn hasse. Und gleichzeitig spüre ich, dass wir gerade den Boden des Gefühls gefunden haben, den Boden des Kummers und der Enttäuschung.

»Untergehen ist gar nicht so schlimm, solange man nur zusammen den Boden erreicht«, sage ich. Und dann lache ich laut mit.

»Ich liebe dich«, flüstere ich, als wir Carlas Haustür hinter uns zuziehen.

Ich will Peter eine gute Freundin werden, aber ich weiß, dass das Beste, was ich werden kann, ich selbst bin.

Als wir kurz darauf wieder zusammen im Auto sitzen, treffen wir eine Entscheidung:

Peter und das ordentlich gefüllte Loch werden es noch einmal miteinander versuchen.

37.

»Ist was?«

»Nein, warum?«

»Du hast doch was.«

»Nein, alles in Ordnung.«

»Sicher?«

»Wenn ich's dir doch sage … Alles in Ordnung.«

Wir kabbeln uns ziemlich oft in den letzten Tagen. Ich bin traurig. Und ich habe Angst. Sie jagt mir durch den Körper.

Mein Vorsatz, nicht zu trinken, wenn der halbjährliche Scan ansteht, fällt ins Wasser. Und das, obwohl ich in der Zeitung über die negativen Folgen des Alkoholkonsums für die Gesundheit gelesen habe und die Zeiten, in denen Wein als magische Zutat der lebensverlängernden Mittelmeerdiät galt, längst der Vergangenheit angehören.

Gerade sind wir auf einer Party. Nach zwei Gläsern Mineralwasser wäre ich normalerweise schon betrübt abgezogen. Jetzt stehe ich äußerst animiert da und spreche mit einem Bekannten in einem knallbunten Hawaiihemd über meine unheilbare Krankheit. Dieser Problemtrinker (oder hat er vielleicht immer so einen roten Kopf?) benutzt den Alkohol, um über seine Verlegenheit hinwegzukommen. Ich entdecke auch ein paar Kokainspuren unter seiner Nase. Inzwischen redet er schon eine Viertelstunde auf mich ein, und zwar so laut, dass sich eine ganze Gruppe um uns geschart hat.

»Ingeborg, an deiner Stelle wüsste ich genau, was ich zu tun hätte.« Der Lärm verstummt, als er sagt: »Mit so einer Diagnose hast du doch jedes Recht, Drogen zu nehmen, zu saufen und fremdzugehen? Ich wüsste jedenfalls genau, was ich tun würde!« Er lacht über seine eigenen Worte, aber ich kann erkennen, dass er es ernst meint.

»Mit einer solchen Zeitbombe im Kopf würde ich sofort mit sechs platinblonden Pin-up-Girls ein Schaumbad nehmen. *Carpe diem*, Scheiße noch mal!« Er fuchtelt wild herum, um seine Worte zu unterstreichen.

»Du musst mitnehmen, was du kriegen kannst! Wenn du morgen mit einem zwanzigjährigen muskulösen Schwarzafrikaner ins Bett willst, dann kann ich dir nur raten: Mach's!«

Mein Lachen klingt künstlich. Im Kopf höre ich meine eigene Stimme. *Du musst es in dir selbst finden.*

Warum stimme ich trotzdem in das Gelächter dieser Freunde zweiter Klasse ein?

Mein Gehirn kann kaum noch, und ich will heim, ins Bett. Morgen findet bei uns in der Nachbarschaft der Nikolausumzug statt, und obwohl ich die Hysterie nicht begreife, die immer zu solchen Ereignissen gehört, ist mir bewusst, dass ich besser nicht mit einem Kater daran teilnehme.

Ich stupse Peter an und sage zu ihm, dass wir uns gleich zu Hause sehen. Dann schicke ich unserer Babysitterin eine WhatsApp-Nachricht und teile ihr mit, dass sie in einer Viertelstunde in die Kneipe weiterziehen kann, weil ich mich jetzt auf den Heimweg mache.

Auf dem Fahrrad denke ich an morgen. Der Nikolausumzug ist für die Kinder so aufregend, dass sie einen ganzen Monat nicht schlafen. Ich stelle mich auf schwarze, bunte und weiße Knecht Ruprechte ein. Aus jeder Ecke taucht ein anderer Nikolaus auf. Einer mit einem nikotingelben Bart, einer mit einem struppigen, weil er zu oft verliehen wird, und einer, der geradewegs einem Pornoheft entstiegen zu sein scheint: spärlich bekleidet, mit einem winzigen Tangaslip und einem ganz dicken Stab. Meinen

Kindern wird es sowieso gefallen. Auch wenn sie schon bis zum Anschlag voll mit Zucker sind, werden sie die Hände ausstrecken, wenn man ihnen noch eine Ladung Pfeffernüsse gibt.

Im Bett kann ich nicht einschlafen. Ich denke an die Party zurück, an die Gespräche. Auch diese Leute rennen die ganze Zeit durch die Gegend, um dem Alltagstrott zu entgehen. Ich kann damit nichts mehr anfangen.

Ich weiß, dass es wegen meiner physischen Situation für andere nicht einfach ist, mit mir umzugehen. Die Veränderung in meinem Leben, der Krebs, sorgt unvermeidlich für eine Veränderung in den Beziehungen zu anderen. Erst nach zwei Jahren des Krankseins kann ich das langsam akzeptieren.

Als wir nach einem chaotischen Nikolauswochenende erschöpft auf dem Sofa sitzen, schauen Peter und ich uns an.

»Morgen also dein MRT-Scan«, flüstert Peter. Er hält meine Hand.

Ich schaue ihn an. Wieder drückt er mir die Hand und erwidert besorgt meinen Blick. Ich zwinge mich zu einem Lächeln. Wie gern würde ich zu ihm sagen, dass schon alles gut wird.

Oben fängt unser Sohn an zu weinen. Peter geht schnell die Treppe hoch und findet Tygo zitternd im Flur. Der Wind hat ein Fenster aufgestoßen, ein Gespenst kam nach drinnen geflogen. Peter wischt ihm die Tränen vom Gesicht. Seine Schwester überlegt sich, man könnte ja auch mal weinen. Peter kommt grantig wieder nach unten.

»Das haben wir wirklich super hingekriegt, zwei Kinder so kurz hintereinander, natürlich macht sie ihm alles nach.« Lachend gehe ich nach oben.

»Ehrliche Arbeitsteilung – ich übernehme das.«

Insgeheim bin ich sogar froh: Hoch vom Sofa, raus aus dem Zimmer, wo die Atmosphäre wegen der so bald anstehenden Untersuchungen zum Schneiden dick ist.

Damit Eline wieder einschläft, lege ich mich zu ihr. Mit ihren kleinen Fingern fummelt sie an meiner Nase herum.

»Tuuut, tuuut«, sage ich.

Sie grinst ein bisschen. Ich höre sie gähnen. Fast schläft sie wieder.

Ich schlucke. Mein Mund wird ganz trocken. Ich spüre, wie mein Herz schlägt. Ich gebe meiner Mutter recht. Sie hat mir erzählt, wie schön es ist, eine Tochter zu haben.

Die Tränen laufen mir über die Wangen. Eline liegt da und schnarcht leise. Ich schaue auf ihre ruhig geschlossenen Augen, die kleine Wölbung unter dem Lid, den Kranz der Wimpern drumherum. Einfach vollkommen.

Ich frage mich, welche Eindrücke ihr bleiben werden. Wird sie sich später an solche Augenblicke erinnern, in denen ich sie hochgehoben, geknuddelt oder in den Schlaf gewiegt habe, an das »Tuuut«, wenn sie mir in die Nase kniff? Dass ich ihr aus dem Buch mit dem Krokodil vorgelesen und ein selbst geschriebenes Schlaflied mit sechs Strophen gesungen habe?

Ich muss an ihren Bruder denken. Vorige Woche hatte er Geburtstag. Schon Wochen davor sprach er über nichts anderes mehr. Es ist der Tag, an dem er ein großer Junge wurde und in die Schule durfte. Er ist bereit dafür: Weil er selbstständig werden will, will er nämlich alles selbst machen. Und das dürfen ruhig alle wissen. »Alleine!«, schallt es durch das ganze Haus. Wir werden gut auf Trab gehalten: mit Unterstützen, Grenzenaufzeigen, Helfen und Anregen. Vier Jahre ist er alt, und er weiß ganz genau, was er will.

Ich streichle Eline über das Köpfchen und schleiche aus dem Zimmer. Dann gehe ich noch kurz zu meinem Sohn. Tygo liegt unter seiner *Cars*-Decke in einem tiefen Kleinejungenschlaf, mit einem Lächeln auf den Lippen. Ich denke an alle Klischees übers Großwerden und Ausziehen. Die Chance, dass ich das noch erlebe, ist gering. Oder gibt es für jede Regel Ausnahmen?

Ich drücke ihm einen sentimentalen Kuss ins Haar. Dann breitet sich ein Lachen auf meinem tränenüberströmten Gesicht aus. Wenn er wirklich groß ist, wird er sich noch an mich erinnern. Das weiß ich ganz sicher. Zuversicht und Vertrauen durchströmen meinen Körper.

Am nächsten Tag radle ich früh ins VUmc. Während ich eine halbe Stunde lang bewegungslos im MRT-Apparat liege und mir fröhliche Musik anhöre, werden wieder Hunderte Aufnahmen von meinem Gehirn gemacht. Danach fahre ich heim; diesmal folge ich keinem Fluchtimpuls, sondern arbeite heute und morgen von hier aus. Am Nachmittag stehe ich auf dem Schulhof, schwatze mit den anderen Müttern und fühle mich nicht schuldig, weil ich rote Augen vom Weinen habe. Als mich eine der Mütter fragt, was los ist, tue ich das, was ich vor zwei Jahren für unmöglich gehalten hätte. Ich erkläre, dass ich eine schwierige Zeit durchmache. Ich habe einen Hirntumor, und daran werde ich sterben. Gerade hatte ich meinen halbjährlichen MRT-Scan, darum habe ich zwei ganz schlimme Tage vor mir, an denen ich mir große Sorgen mache. Die andere Mutter fasst nach meiner Hand. Dann kommt Tygo nach draußen gerannt. Er fliegt mir um den Hals. In mir spüre ich Dankbarkeit, die sich mit Kummer und Schmerz abwechselt.

Dann gehen wir beim Bäcker um die Ecke Kuchen essen.

38.

Heute stehe ich früh auf. Peter kann noch eine Weile ausschlafen. Ich stehe am Fenster, Schneeflocken segeln auf die Erde. Eine immer dickere Schneeschicht sammelt sich auf dem Fensterbrett an. Ich denke an meinen Termin im VUmc. Gleich, um 13.30 Uhr. Dann erfahre ich das Ergebnis meiner fünften MRT-Untersuchung.

Ich spüre, wie das Adrenalin durch meinen Körper tobt, und öffne das Fenster. Die Schneeflocken fallen langsam nach unten, in Spiralen, landen sanft auf meinem Gesicht und schmelzen dort. Der Schnee wird zu mir, ich werde zu Schnee … Es gibt nichts mehr, was ich an dem Resultat ändern kann.

Ich hole noch einmal Luft. Der Vulkan in meinem Inneren brodelt. Meine Nerven gefrieren zu Eis, während ich dem Schneetreiben zuschaue.

Oben höre ich Peter rumoren, er ist aufgewacht. Die Wut in meinem Körper ist einer seltsamen Ruhe gewichen. Als ich das Fenster schließe und mich aufs Sofa setze, kommt der Grund meiner Grübeleien in Sicht. Die vergangenen zwei Jahre ziehen an mir vorbei. Vom Augenblick der Diagnose bis heute – ein offenes Ende.

Krise, Streit, Scheißtag. Seitdem ich weiß, dass meine Zeit begrenzt ist, löst jeder Moment des Innehaltens Lebenshast in mir aus. Statt zu genießen, was ich habe, habe ich mir eingeredet, mein Schicksal sei besiegelt, und als Folge davon bin ich Dingen nachgejagt, die sich bei näherer Betrachtung als viel weniger wichtig erwiesen als gedacht. Jetzt, anderthalb Jahre nach der Diagnose, mit dem fünften MRT-Scan und einer Beziehung mit wackligem Fundament, begreife ich langsam, wovor ich mich wirklich fürchte.

Ich fürchte mich davor zu leben.

Dank

Die folgende Liste umfasst die Namen derjenigen, denen ich danken möchte. Wenn ich jemanden vergessen habe, liegt das wahrscheinlich an meinem schlechten Gedächtnis oder meiner Verwirrtheit.

Mein erster Dank geht an Peter, meinen fantastischen Mann und den Vater unserer Kinder. Er setzt sich schon gut ein Jahrzehnt lang mit meiner Unbändigkeit auseinander (Wow!), ohne je den Überblick zu verlieren – nicht einmal seit der Ankunft unserer prächtigen, außergewöhnlichen Kinder Tygo und Eline, und danach, leider, der Hirntumordiagnose. Danke dir, Dushi, für alles.

Außerdem will ich Philip de Witt Hamer vom Hirntumorzentrum Amsterdam danken. Nicht nur für seine Operationskünste, sondern auch für seinen Input, das begleitende Lesen und das sehr nützliche, fantastische Feedback.

Als Nächstes kommt die Liste derjenigen, die mir geholfen haben, dieses Buch entstehen zu lassen, sei es direkt oder indirekt. Wegen der Reihenfolge braucht sich niemand Sorgen zu machen – ich bin alphabetisch vorgegangen.

Da wären die Kollegen bei Shake the Tree, Floor Damen, die Mitarbeiter der Werbeagentur DDK, Ina van der Meulen, Fransje Mous, Marion Pauw, Fleur Smeets, die Mechan Groep, das Kurzentrum De Schouw, Peter Schoutens.

Außerdem möchte ich dem Team von Xander Uitgevers danken: Ihr seid einfach verdammt gut. Und ganz großartig.

Ich danke meinen Kindern für alles, was sie mir beigebracht haben und mir immer noch beibringen.

Ich danke meiner Familie und vor allem Papa und Mama – ich liebe euch!

Ich danke der Familie Schylge: Ihr Lieben, Cees, Baukje und Hilda – *Mut!*

Und zum Schluss danke ich meinen *Angels*, den Frauen, die immer mit Wein, einem offenen Ohr und guten Ratschlägen für mich da sind: Fransje, Pauline, Marije, Annemieke, Claudia, Joanne, Neel, Ina, Frederieke, Ilse, Marieke, Margot, Marloes, Christiane, Daphne, Lidwien, Sigrid und Reineke: Mit euch ist das Leben schöner!

Aus Liebe zu ihrem Kind lernt sie, wieder zu leben

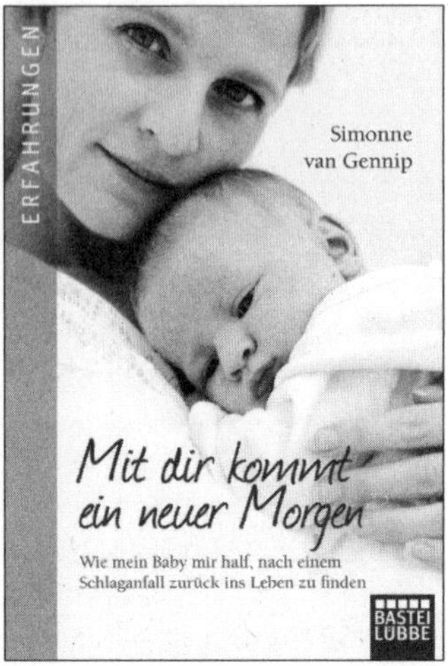

Simonne van Gennip
MIT DIR KOMMT EIN NEUER MORGEN
Wie mein Baby mir half, nach einem Schlaganfall zurück ins Leben zu finden
Aus dem Niederländischen von Simone Schroth
240 Seiten
ISBN 978-3-404-60936-9

Die Vorfreude der schwangeren Simonne ist riesig: In nur wenigen Wochen soll ihre Tochter das Licht der Welt erblicken. Doch dann geschieht das Unfassbare und Simonne erleidet einen Schlaganfall. Von einem Tag auf den anderen kann sie nicht mehr richtig sprechen, sich kaum noch bewegen und ist bei allem auf die Hilfe von Pflegern und Angehörigen angewiesen. Das kleine Wesen in ihrem Bauch aber hat wie durch ein Wunder überlebt und kommt gesund zur Welt. Julie ist der Name der Tochter und eines der ersten Wörter, die Simonne wieder sagen kann. Wird sie es schaffen, mit ihrem Mädchen ins Leben hineinzuwachsen und all die verloren geglaubten Fähigkeiten von Neuem zu lernen?

Bastei Lübbe